AF573299

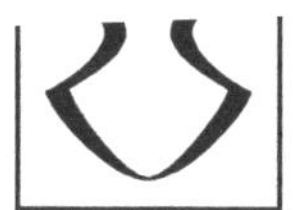

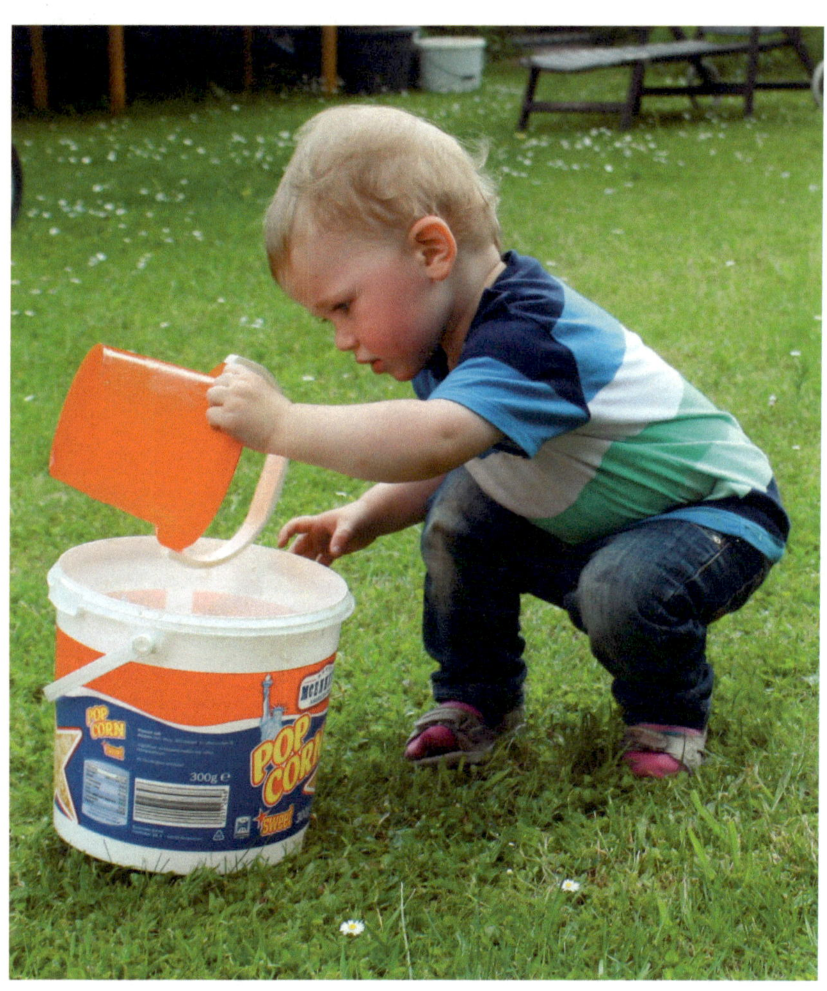

Spielend leicht …

Frank Höfer

Leichtigkeit in Bewegung

25 kleine Feldenkrais-Lektionen

von Loeper Literaturverlag

Bibliographische Information der Deutschen Bibliothek
Die Deutsche Bibliothek verzeichnet diese Publikation in der Deutschen Nationalbibliographie; detaillierte bibliographische Daten sind im Internet unter http://dnb.ddb.de abrufbar.

Gehen Sie uns „ins Netz"!
Besuchen Sie uns im Internet unter
www.vonLoeper.de

Gerne senden wir Ihnen kostenlos ausführliche Informationen zu unserem Verlagsprogramm zu und informieren Sie regelmäßig über wichtige Neuerscheinungen zum Thema. (Adresse siehe unten)

Wichtiger Hinweis:
Ausführliche Zusatzinformationen zu diesem Buch, Hinweise, wichtige Links und weiteres Bonus-Material finden Sie im Internet unter
www.vonLoeper.de

Originalausgabe
2. Auflage 2019 140-0125-bb

Fotos: Adeline Spieleder (Umschlag), Rositha Bergold (Innenteil)
Das Layout orientiert sich an der Konzeption von Werbung Bauer, Ruderting

Gesamtherstellung und Vertrieb:
Ariadne Buchdienst,
Daimlerstr. 23, 76185 Karlsruhe
Tel. (0721) 464729-029
Fax (0721) 464729-099
E-Mail: Info@vonLoeper.de
Internet: www.vonLoeper.de

ISBN 978-3-86059-627-2

Inhalt

Vorwort

Leben heißt sich bewegen. Schon vor der Geburt eines Babys macht sich das entstehende Leben durch Bewegungen im Mutterleib bemerkbar. Mit dem ersten Schrei kommt das Atmen hinzu. Auch das ist eine Form von Bewegung.

Und leben heißt, sich zu verändern, täglich, stündlich. Wir können uns ändern, weil wir fähig sind, zu lernen. Lernen bedeutet eine Chance; lernend passen wir uns veränderten Umständen an und finden Lösungen für die darin enthaltenen Aufgaben. So ist Lernen ein steter Prozess – bis ins hohe Alter.

Meist verbinden wir Lernen mit dem Erwerb von Wissen. Dass wir auch unsere Bewegungen erlernt haben und immer wieder verändern (müssen), wird weniger beachtet. Die Bedeutung von müheloser Bewegung wird uns oft erst dann bewusst, wenn wir in unseren Bewegungen eingeschränkt werden – sei es krankheitsbedingt, sei es, dass wir uns verletzen oder einfach nur älter und unbeweglicher werden.

Moshé Feldenkrais' Ziel war es, sich effizient zu bewegen und damit mehr Bewusstheit für sein Leben zu gewinnen. Bewusstheit im Tun war für ihn eine der Voraussetzungen, um Wünschen, Aufgaben und Anforderungen entsprechend handeln zu können. Dazu entwickelte er über Jahrzehnte zahlreiche Lektionen, baute sie um, verbesserte sie laufend weiter, wobei er seine praktischen Erfahrungen und wissenschaftlichen Erkenntnisse nutzte.

Auf dieser Grundlage hat Frank Höfer kurze Lektionen ausgearbeitet. Er möchte damit praktikable, einfach auszuführende Anregungen geben, sich mit Leichtigkeit und Eleganz zu bewegen. Damit wird der Lernende auch sich selbst, andere und seine Umwelt besser verstehen.

Ich wünsche allen Leserinnen und Lesern viel Gewinn beim Bewusstmachen und Neulernen ihrer Bewegungen – verknüpft mit Lernfreude, wie wir sie als Kinder hatten und worauf wir in unserem ganzen Leben zurückgreifen können.

Dr. Rüdiger Funiok
Emeritierter Professor für Kommunikationswissenschaft, Pädagogik und Erwachsenenpädagogik an der Hochschule für Philosophie in München

„Leicht muss man sein:
mit leichtem Herz und leichten Händen,
halten und nehmen, halten und lassen …"

So singt die Marschallin in der Oper „Der Rosenkavalier"
(Musik von Richard Strauß, Libretto von Hugo von Hofmannsthal)

Einführung

Wäre es nicht schön, wenn wir auch wieder so leicht laufen könnten wie meine Enkelin auf dem Titelbild?

Was ist es für eine Freude, kleine Kinder zu beobachten, wie sie sich leicht und locker bewegen oder sich ohne Anstrengung hocken können.

Das kleine Buch will helfen, die kindliche Freude an der Bewegung zu wecken. Dazu bedienen wir uns der einzigartigen Feldenkrais-Methode. Sie geht auf ihren Begründer Moshé Feldenkrais zurück. Er war gelernter Physiker und Meister der Kampfkunst.

Bei der Feldenkrais-Methode geht es ganz wesentlich darum, wahrzunehmen, *wie* ich mich bewege. Die Wahrnehmung von Bewegung steht im Mittelpunkt. Wahrnehmen kann ich mit allen meinen Sinnen: Sehen, hören, tasten, riechen und schmecken. Diese Sinne sind nach außen gerichtet. Wir haben jedoch auch Sinne, die nach innen gerichtet sind. Dazu zählt der Bewegungssinn. Mit ihm können wir z.B. den Spannungszustand der Muskeln, die Bewegung in den Gelenken, unsere Position im Raum, die Richtung von Bewegung oder die Beschleunigung von Bewegung wahrnehmen.

Lassen Sie mich die Bedeutung der Wahrnehmung am Beispiel des Sehsinns verdeutlichen.

Nehmen wir an, dass ich in meinem Arbeitszimmer nach oben greife, um ein Buch aus dem obersten Regalfach zu holen.

Wahrscheinlich werde ich mit meinen Augen nach oben schauen, vielleicht mich dabei auch ein wenig drehen. Ich könnte beobachten, wie ich den Arm nach oben bringe: Bewegt sich der Arm nahe am Körper oder eher körperfern? Ist mein Handgelenk gestreckt oder locker?

Unsere Wahrnehmung bezieht sich in diesem Fall also auf Vorgänge, die wir sehen können. Es gibt aber auch eine andere Form von Sehen – das „innere Sehen". So könnte ich auch mit geschlossenen Augen verschiedene Vorgänge in meinem Körper wahrnehmen: Verlagere ich mein Gewicht von einem Bein auf das andere, wenn ich nach oben greife? Ist der Bewegungsablauf geschmeidig oder g'starrert, wie man in Bayern sagt? Wie schnell oder langsam bringe ich meinen Arm nach oben? Wie atme ich dabei? In diesem Fall können wir uns mit dem „inneren Auge" in der Bewegung wahrnehmen. Wir können – anders ausgedrückt – auf unseren Körper „hören". Wir werden sensibel für die Anspannung unserer Muskeln und die Bewegungen unserer Gelenke.

Zusammengefasst: Wir achten also mit all unseren Sinnen auf das, was wir gerade tun – vor allem auf die Qualität von Bewegung. Wenn wir so vorgehen, können wir im Laufe der Übungen herausfinden, wie wir uns geschmeidiger und leichter bewegen.

Die Methode macht uns sensibler für das Zusammenspiel von Nervensystem, Skelett und Muskulatur beim Bewegen.

Feldenkrais hat zahlreiche Lektionen entwickelt und beschrieben. Diese werden in Gruppen unterrichtet und dauern in der Regel eine Stunde. Es hat sich gezeigt, dass es für die meisten Personen schwierig ist, sich den Aufbau von längeren Übungseinheiten zu merken. Hinzu kommt, dass nur wenige sich die Zeit für längere Lektionen nehmen.

Ich habe daher versucht, die komplexen Bewegungsabläufe auf einige Kernpunkte zurückzuführen. Auf diese Weise kann jeder für sich in einer überschaubaren Zeit einiges bewegen.

Hierzu einige Hinweise:

- Suchen Sie sich einen Platz, an dem Sie nicht gestört werden können. Legen Sie sich auf eine bequeme Matte oder Decke.

- Machen Sie die Bewegungen langsam. Lassen Sie sich Zeit, die gemachten Erfahrungen zu verarbeiten. Legen Sie genügend Pausen ein.

- Gehen Sie behutsam vor. Gehen Sie nicht bis an Ihre Schmerzgrenze. Wenn Sie an die Schmerzgrenze gehen, führt das nur dazu, dass sich Ihre Muskeln verkrampfen. Lenken Sie Ihre Aufmerksamkeit auf die Leichtigkeit und Qualität der Bewegung.

- Strengen Sie sich nicht an. Es gilt der Satz: Weniger Anstrengung – mehr Aufmerksamkeit.

- Beobachten Sie den Bewegungsablauf aufmerksam: Wie kann die Bewegung jedes Mal fließender und leichter werden? Wie wirken sich die Bewegungen auf andere Bereiche des Körpers aus?

Ich wünsche Ihnen viel Freude mit diesen Lektionen. Sie werden feststellen, dass Sie sich im Laufe der Zeit müheloser und leichter bewegen. Auch können Schmerzen, die auf einseitig belastende Tätigkeiten zurückzuführen sind, geringer werden. Sie werden körperlich und geistig beweglicher und mental stärker werden.

Entdecken Sie die Leichtigkeit des Seins in der Bewegung!

25 kleine Feldenkrais-Lektionen

Bei Feldenkrais üben wir oft in unterschiedlichen Positionen: im Stehen, im Liegen auf dem Rücken, auf dem Bauch, auf der Seite, im Sitzen auf dem Boden oder auf einem Stuhl.

In jeder Position wirkt die Schwerkraft in unterschiedlicher Weise auf uns ein. So liegen z.B. die Füße beim Liegen auf dem Rücken auf der Ferse auf, in der Seitenlage auf der Außenkante und in Bauchlage auf der Vorderseite des Fußes.

Die unterschiedlichen Positionen wirken in unterschiedlicher Weise auf das Skelett und die Muskelgruppen ein.

Auf dem Rücken

Der Boden hat für unsere Übungen eine zentrale Bedeutung: Er informiert uns, wie der Kontakt unseres Körpers zum Boden beschaffen ist. Dabei wird das Liegen auf dem Rücken im Laufe der Zeit immer angenehmer werden, weil wir in dieser Lage nicht mit dem Gleichgewicht kämpfen müssen und uns vom Boden tragen lassen können. Das erleichtert es uns, unseren Körper und unsere Bewegungen besser zu spüren.

Wenn Sie auf dem Boden liegen, nehmen Sie sich ein paar Minuten Zeit, um zu spüren, wie Sie auf dem Boden liegen: Welchen Kontakt zum Boden haben die einzelnen Körperbereiche: die Beine, das Becken, der Rücken, der Kopf und die Arme?

Wenn Sie eine Lektion beendet haben: Vergleichen Sie, wie jetzt Ihr Kontakt zum Boden ist.

1 Die tragende Rolle des Beckens

Das Rollen des Beckens wirkt sich auf den ganzen Körper aus. Es entstehen Bewegungen im Brustkorb, der Wirbelsäule und in den Hüftgelenken. Das Empfinden für Raum, Richtungswechsel und das damit verbundene Gefühl der Balance verbessert sich.

Beugen Sie das rechte Knie und stellen Sie den rechten Fuß auf den Boden auf. Suchen Sie einen guten Stand für den Fuß. Drücken Sie sich mit dem rechten Fuß ab und rollen Sie das Becken ein wenig nach links.

Beobachten Sie, wie weit sich diese kleine Bewegung nach oben in Richtung Schulterblätter fortsetzt.

Wiederholen Sie diese Bewegung einige Male. Strengen Sie sich nicht an.

Stellen Sie jetzt den linken Fuß auf und strecken Sie das rechte Bein aus. Drücken Sie sich mit dem linken Fuß ab, so dass das Becken nach rechts rollt. Einige Male. Ohne Anstrengung.

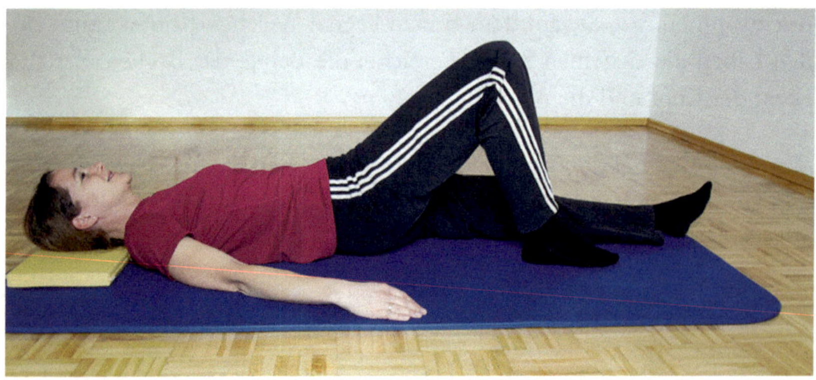

Kombinieren Sie jetzt die Rollbewegung mit dem Rollen des Kopfes. Lassen Sie einmal den Kopf in die Richtung rollen, in der das Becken rollt und dann in die entgegengesetzte Richtung.

Wie auch immer: Die Rollbewegung des Beckens und die Rollbewegung des Kopfes sollten aufeinander abgestimmt sein.

Stellen Sie jetzt beide Füße auf und rollen Sie das Becken nach links und rechts, indem Sie sich jeweils von einem Fuß abdrücken.

Achten Sie dabei darauf, inwieweit sich die Rollbewegung des Beckens in Schultergürtel und Kopf bemerkbar macht.

Wiederholen Sie die Rollbewegung von Becken und Kopf: Einmal rollt der Kopf in die Richtung, in der das Becken rollt und einmal in die entgegengesetzte Richtung. Achten Sie auf eine harmonische Bewegung.

2 Das Becken rollen und jeweils einen Arm verlängern

Gleichzeitiges Rollen des Beckens und Verlängern des Armes führen dazu, dass sich die Hüftgelenke öffnen und Sie sich im Rumpf länger erleben.

Stellen Sie den linken Fuß auf. Legen Sie den rechten Arm seitlich am Körper ab und bringen Sie den linken Arm gestreckt zur Decke.

Drücken Sie sich ein wenig vom linken Fuß ab. Das linke Knie soll mehr oder weniger senkrecht stehen bleiben. Lassen Sie das Becken etwas nach rechts rollen. Bewegen Sie gleichzeitig den linken Arm Richtung Zimmerdecke und schauen Sie mit den Augen zu der Hand. Einige Male.

Achten Sie auf den Bewegungsablauf. „Verlängert" sich der Arm im gleichen Moment, in dem das Becken nach rechts rollt?

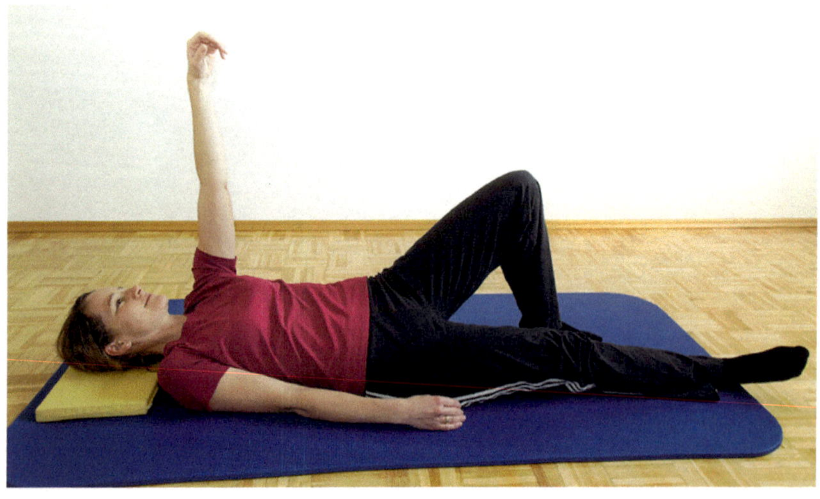

Wechseln Sie die Position. Stellen Sie den linken Fuß auf und verlängern Sie jetzt den rechten Arm.

Verlängern Sie die nächsten Male den jeweils senkrecht stehenden Arm und drehen Sie ihn dabei etwas nach innen oder nach außen.

In welche Richtung dreht sich der Arm leichter? Kann sich der Arm leichter verlängern, wenn er mit einer Drehbewegung verbunden wird?

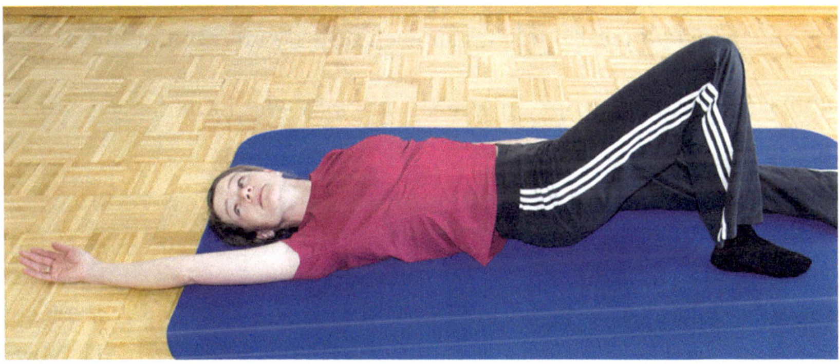

Stellen Sie den rechten Fuß auf. Legen Sie den rechten Arm neben den Kopf. Rollen Sie nach links und verlängern Sie den rechten Arm. Das führt zu einer Verlängerung der ganzen rechten Seite. Insbesondere die Rippen auf der rechten Seite bewegen sich auseinander.

Machen Sie das Gleiche auf der anderen Seite.

3 Den Kopf rollen

Im Kopf befinden sich unsere Fernsinne. Das Rollen des Kopfes unterstützt die freie Bewegung des Kopfes. Sie ist für unsere Orientierung und die täglichen Bewegungen von zentraler Bedeutung.

Stellen Sie die Füße auf. Suchen Sie einen guten Stand für die Füße. Rollen Sie einige Male Ihren Kopf langsam nach rechts – sanft und mühelos.

Rollen Sie dann den Kopf ein wenig nach links – leicht und angenehm.

Zu welcher Seite rollt der Kopf leichter?

Stellen Sie fest, ob auch die Schultern in die Rollbewegung einbezogen sind.

Legen Sie den rechten Handrücken auf die Stirn. Bewegen Sie den Kopf mit Hilfe der Hand langsam etwas nach rechts und wieder in die Mitte zurück. Einige Male. Die Rollbewegung soll jedes Mal angenehmer und leichter werden.

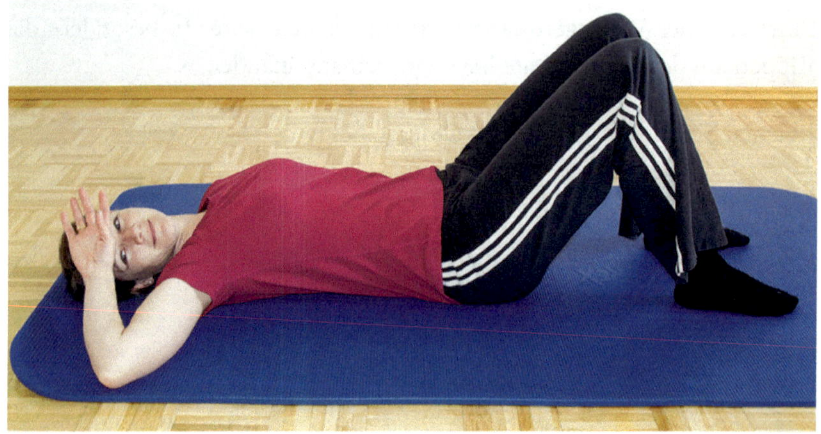

Wechseln Sie die Position der Hände. Legen Sie den linken Handrücken auf die Stirn. Bewegen Sie den Kopf mit Hilfe der Hand etwas nach links und wieder in die Mitte zurück. Einige Male. Die Rollbewegung soll jedes Mal angenehmer und leichter werden.

Legen Sie den rechten Handrücken auf die Stirn und den linken Handrücken auf die rechte Handfläche. Rollen Sie auf diese Weise mit beiden Händen den Kopf sanft nach links und rechts.

Zu welcher Seite rollt der Kopf leichter?

Achten Sie darauf, ob die Hände den Kopf rollen oder ob der Kopf die Hände rollt.

Wechseln Sie die Position der Hände.

4 Von Seite zu Seite rollen

Das Rollen des Beckens von Seite zu Seite löst Verspannungen im Rücken. Gleichzeitig wird das Empfinden für den Raum entwickelt und damit auch das Gefühl für Balance.

Bringen Sie die Knie über den Bauch. Umfassen Sie mit der rechten Hand von außen das rechte Knie und in gleicher Weise mit der linken Hand das linke Knie.

Rollen Sie langsam nach rechts. Bringen Sie das rechte Knie jedes Mal etwas mehr nach rechts. Irgendwann wird es nahe zum Boden kommen. Finden Sie heraus, wie das linke Knie eine Art Gegengewicht zum rechten Knie bilden kann, so dass das rechte Knie nicht einfach zum Boden fällt.

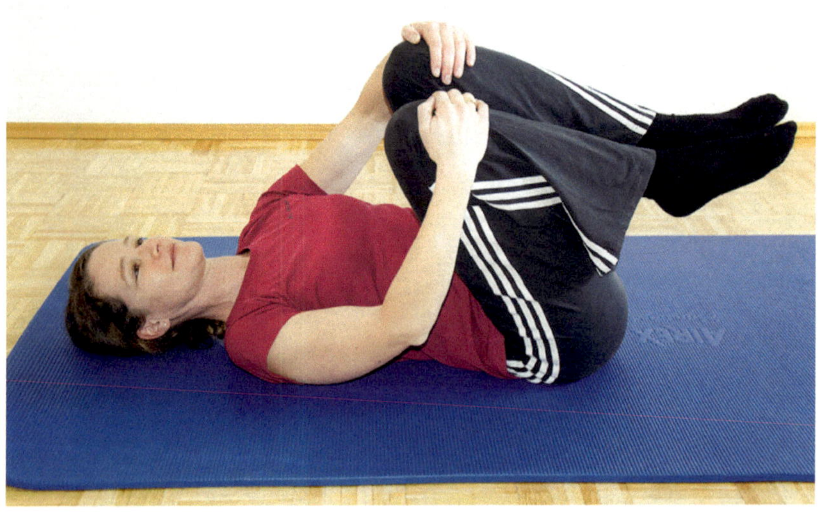

Bringen Sie dann das linke Knie zum rechten Knie, das auf dem Boden liegt, und rollen Sie wieder zurück zur Mitte. Das linke Bein gibt Ihnen dazu den nötigen Schwung. Strengen Sie sich nicht an; es ist nicht wichtig, dass die Knie ganz zum Boden kommen.

Machen Sie dann das Gleiche zur anderen Seite.

Beobachten Sie: Wie wirkt sich die Schwerkraft beim Rollen aus? Kann das Rollen immer angenehmer und leichter werden?

Verbinden Sie schließlich die Bewegung nach rechts und nach links, d.h. Sie rollen von Seite zu Seite.

Beobachten Sie: Wie ist der Kopf an der Rollbewegung beteiligt?

Fassen Sie beide Knie mit Ihren Händen von außen und bringen Sie – während Sie weiter nach rechts und links rollen – abwechselnd ein Knie etwas mehr zum Bauch und weg vom Bauch. Machen Sie diese Bewegung langsam und fließend.

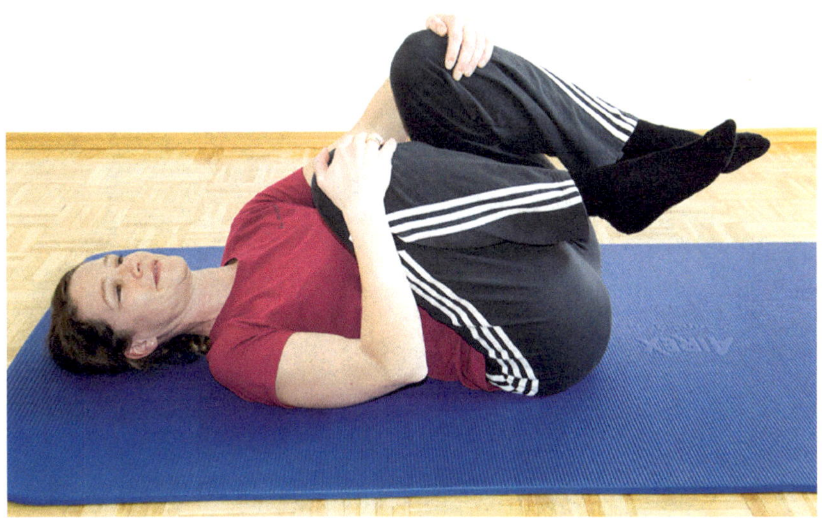

5 Den Oberkörper rollen

In Lektion 4 haben Sie sich von den Knien ausgehend zu den Seiten gerollt. Jetzt beginnt die Bewegung vom Oberkörper aus. Hals- und Brustwirbelsäule werden mitbewegt: Sie drehen sich. Damit erhöht sich insbesondere die Beweglichkeit des Kopfes.

Stellen Sie beide Füße auf. Legen Sie die rechte Hand auf den linken Ellbogen. Umfassen Sie mit der linken Hand den rechten Ellbogen. Bringen Sie beide Oberarme in eine senkrechte Position. Es entsteht die Form eines Rechtecks. Führen Sie mit der linken Hand, die auf dem rechten Ellbogen liegt, den rechten Unterarm etwas nach links. Bewegen Sie dann das Rechteck wieder in die Ausgangsposition zurück. Einige Male.

Lassen Sie hierbei den Kopf frei mit nach links rollen.

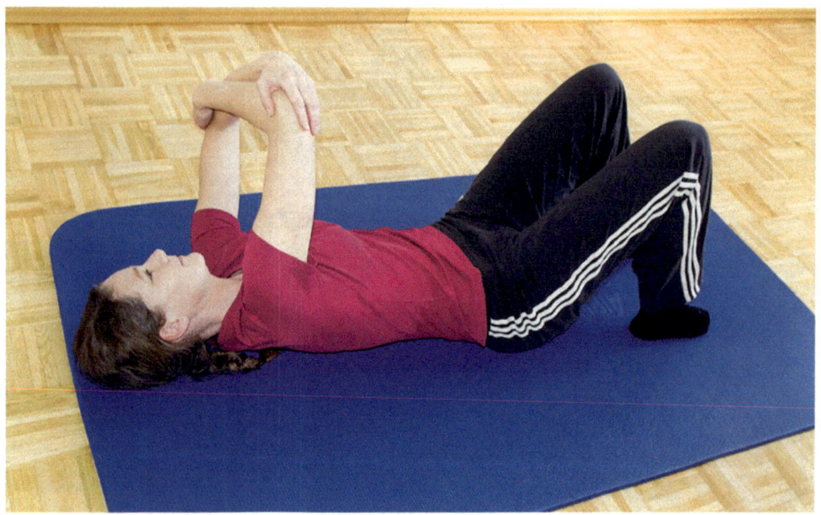

Beobachten Sie: Wie wirkt sich die Bewegung auf die Halswirbelsäule und die rechte und die linke Schulter aus?

Wechseln Sie die Stellung. Legen Sie die linke Hand auf den rechten Ellbogen, fassen Sie mit der rechten Hand den linken Ellbogen, bringen Sie beide Oberarme in eine senkrechte Position und führen Sie den linken Arm nach rechts und wieder in die Ausgangsposition zurück. Einige Male. Lassen Sie den Kopf frei mit nach rechts rollen.

Machen Sie jetzt nochmals beide Rollbewegungen nach links und rechts und lassen Sie jetzt den Kopf in die entgegengesetzte Richtung rollen.

Kommen Sie zurück zur Ausgangsbewegung, bei der der Kopf in die Richtung rollt, in der Sie das Rechteck bewegen.

Verfolgen Sie Ihre Rollbewegungen achtsam. Sie werden merken, wie sie mit jedem weiteren Rollen fließender und leichter werden.

6 Hand gleitet zum Knie

Das Gleiten der Hand zu einem Knie mobilisiert die jeweilige Seite – Schultergürtel, Brustkorb und Halswirbelsäule.

Stellen Sie die Füße auf. Legen Sie die rechte Hand auf den rechten Oberschenkel. Lassen Sie die Hand in Richtung Knie gleiten. Mehrere Male. Es ist nicht wichtig, dass die Hand das Knie erreicht.

Machen Sie die gleiche Bewegung mit der linken Hand zum linken Knie.

Wie beteiligen sich beim Gleiten der Hand in Richtung Knie auch der Oberkörper, die Schultern und der Kopf?

Bringen Sie jetzt die rechte Hand auf den linken Oberschenkel und lassen Sie die Hand in Richtung linkes Knie gleiten.

Und wieder zurück. Einige Male.

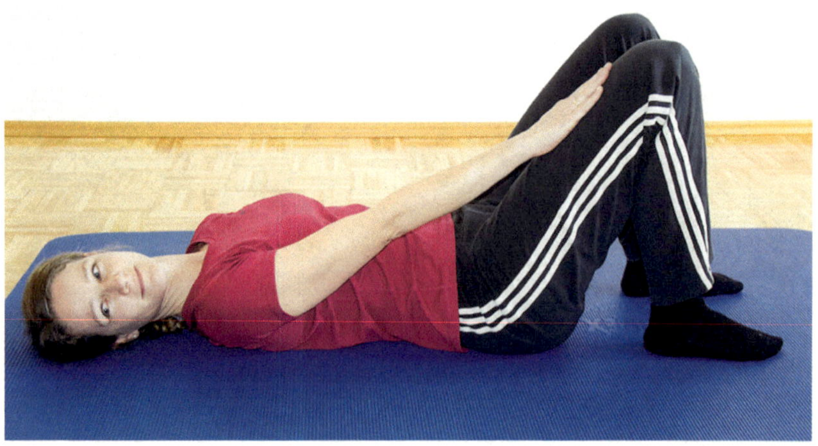

Bringen Sie die linke Hand dann auf den rechten Oberschenkel und lassen Sie die Hand in Richtung rechtes Knie gleiten. Und wieder zurück.

Kommen Sie zurück zu den Ausgangsbewegungen, also rechte Hand zum rechten Knie und anschließend die linke Hand zum linken Knie.

Spüren Sie, wie sich die Bewegung in Ihren Schultern zeigt? Sie werden ein wenig nach vorne und unten gezogen.

Beziehen Sie nun bewusst Ihren Kopf in die Rollbewegung mit ein. Wenn also die rechte Hand zum rechten Knie gleitet, lassen Sie den Kopf nach rechts rollen und wenn die linke Hand zum linken Knie gleitet, dann lassen Sie den Kopf nach links rollen.

Achten Sie hierbei auf eine gute Koordination zwischen dem Gleiten der Hand und dem Rollen des Kopfes.

7 Mit der Schwerkraft spielen

Die Lektion ist eine Variante von Lektion 5. Die Bewegung weitet den Brustkorb. Ein fester Brustkorb behindert uns bei jeder Bewegung, egal, ob wir uns beugen oder strecken, laufen oder tanzen.

Legen Sie beide Arme im 90-Grad-Winkel zum Rumpf seitlich ab. Stellen Sie beide Füße auf. Winkeln Sie den rechten Arm im Ellbogen ab, so dass der Unterarm im 90-Grad-Winkel zum Oberarm steht. Bringen Sie das linke Handgelenk zur rechten Hand. Umfassen Sie mit der rechten Hand – der Daumen ist von den übrigen Fingern getrennt – den linken Unterarm oberhalb vom Handgelenk, oberhalb der beiden Knöcheln.

Drücken Sie sich vom linken Fuß ab, so dass das Becken etwas nach rechts rollt. Ziehen Sie ein wenig mit der rechten Hand am linken Arm, so dass

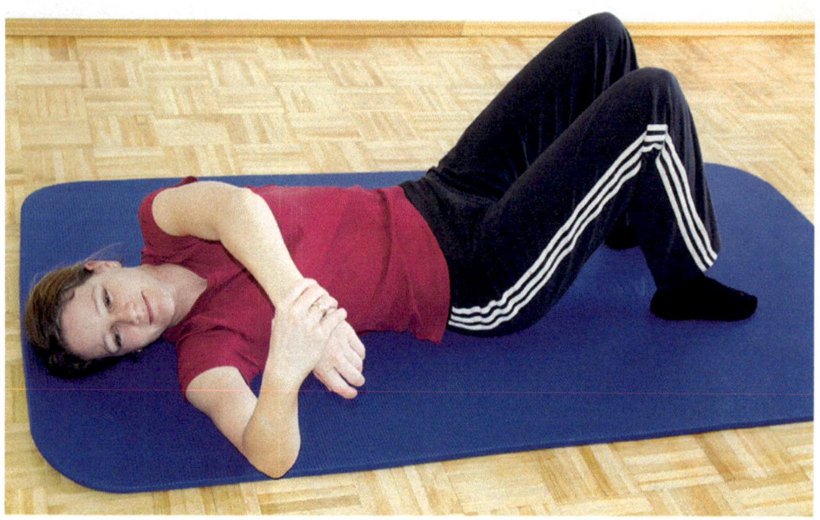

sich die linke Schulter etwas vom Boden hebt und rollen Sie ein wenig nach rechts. Einige Male.

Und jetzt kommt der entscheidende Punkt: Wenn Sie etwas nach rechts gerollt sind, halten Sie mit der rechten Hand das linke Handgelenk fest und lassen nur das Becken sich langsam nach links zum Boden senken. Einige Male.

Spüren Sie, wo eine Dehnung irgendwo im Bereich des Brustkorbs und der Rippen entsteht.

Das Ganze bewirkt einen Impuls auf den Brustkorb und die Rippen. Bringen Sie dann den linken Arm zurück nach links. Die linke Schulter senkt sich nun zurück zum Boden.

Probieren Sie den gleichen Bewegungsablauf auf der anderen Seite.

Wie liegt jetzt der Rücken auf dem Boden?

8 Sich nach der Decke strecken

Wenn sich der gestreckte Arm in Richtung Decke bewegt, werden Schultern und Wirbelsäule mit einbezogen und damit beweglicher.

Stellen Sie den linken Fuß auf. Drücken Sie sich vom linken Fuß etwas ab und lassen Sie das Becken nach rechts rollen. Bringen Sie den linken Arm gestreckt in Richtung Decke. Der Arm steht mehr oder weniger senkrecht.

Beobachten Sie, wie weit sich die Rollbewegung Richtung Brustkorb und Halswirbelsäule fortpflanzt.

Verlängern Sie den linken Arm etwas und drehen Sie dabei den Arm nach innen oder – wenn das bequemer ist – nach außen.

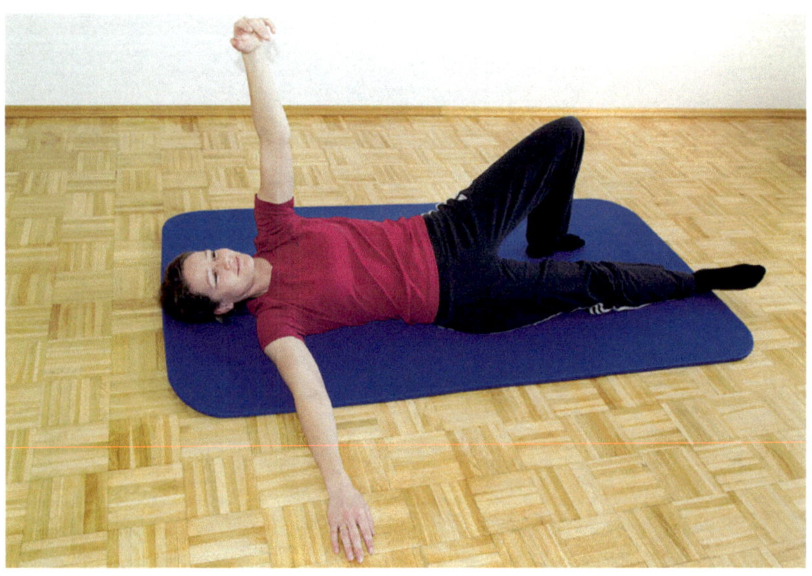

Welche Drehung fällt Ihnen leichter?

Machen Sie die gleiche Bewegungssequenz auf der anderen Seite.

Kombinieren Sie jetzt die Rollbewegung des Beckens und die Streckbewegungen beider Arme. Stellen Sie beide Füße auf und bringen beide Arme mehr oder weniger senkrecht in Richtung Decke.

Drücken Sie sich etwas vom linken Fuß ab und lassen Sie das Becken nach rechts rollen. Verlängern Sie gleichzeitig den linken Arm in Richtung Decke. Schauen Sie mit den Augen zur linken Hand, die zur Decke greift.

Drücken Sie sich dann vom rechten Fuß ab und lassen Sie das Becken nach links rollen. Verlängern Sie gleichzeitig den rechten Arm in Richtung Decke. Schauen Sie mit den Augen zur rechten Hand, die zur Decke greift.

Machen Sie eine Pause.

Achten Sie bei jedem Neubeginn darauf, dass die Bewegung immer fließender und damit leichter und müheloser wird.

9 Die Wirbelsäule drehen

Das Absenken der Knie führt zu einer Rotation des Beckens und der Wirbelsäule. Das wiederum macht die Wirbel freier und führt zur vollen Länge der Wirbelsäule.

Stellen Sie beide Füße auf. Legen Sie die Arme über den Kopf auf den Boden. Sie können, müssen aber nicht gestreckt sein. Senken Sie die Knie sanft nach rechts und dann nach links. Hierbei rollt das Becken mit.

Beachten Sie: Wenn sich die Knie nach rechts senken, entsteht ein Zug auf die linke Schulter. Wenn sich die Knie nach links senken, entsteht ein Zug auf die rechte Schulter.

Senken Sie weiter die Knie ab, hören Sie aber jeweils auf, sobald sich eine Schulter ein wenig vom Boden hebt.

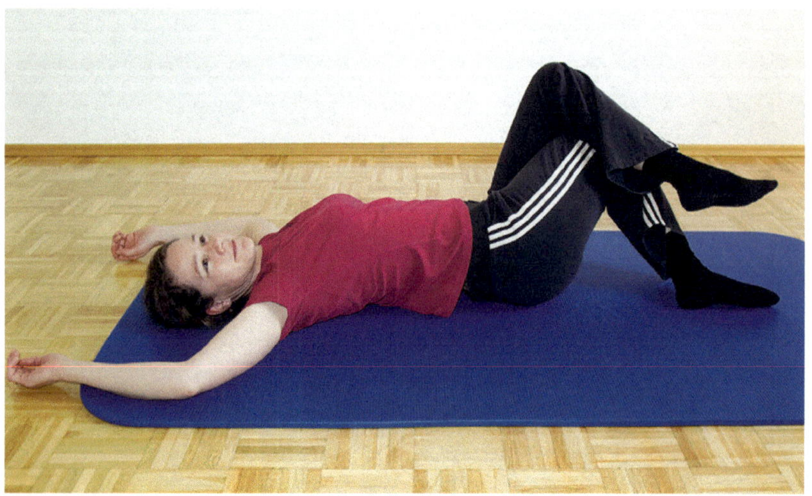

Verstärken Sie nun die Rollbewegung des Beckens, indem Sie das linke Bein über das rechte Bein bringen (überkreuzen) und beide Knie nach links senken. Einige Male.

Denken Sie daran: Nur so weit, wie es leicht geht.

Schlagen Sie nun das rechte Bein über das linke Bein und lassen Sie beide Knie nach rechts sinken. Einige Male.

Wenn Sie die Beine übereinanderschlagen, wird die Beweglichkeit der Hüftgelenke eingeschränkt. Das hat zur Folge, dass die Bewegung weiter oben im Körper stattfinden muss. Die Lendenwirbelsäule lässt nur wenig Rotation zu. Die Bewegung wird nun zur Brust- und Halswirbelsäule weitergeleitet.

Wenn Sie nach rechts und links rollen, lassen Sie gleichzeitig den Kopf mitrollen – in die gleiche Richtung oder in die entgegengesetzte Richtung.

Stellen Sie wieder beide Füße auf und kommen Sie zur Ausgangsbewegung zurück, d.h. beide Knie senken sich abwechselnd nach links und rechts.

Stellen Sie fest, wie sich die Bewegung verbessert hat.

10 Auf den Oberarm rollen

Das Abdrücken vom Fuß leitet die Bewegung weiter über das Becken und den Rücken zum Kopf.

Stellen Sie den linken Fuß auf. Legen Sie den rechten Arm ausgestreckt nach oben auf den Boden, so dass der Oberarm nahe am Ohr liegt. Der linke Arm ist zur Decke ausgerichtet.

Drücken Sie sich vom linken Fuß ab, so dass Sie etwas auf die rechte Seite und – wenn möglich – auf den ausgestreckten rechten Oberarm rollen. Unterstützen Sie die Rollbewegung, indem Sie den ausgestreckten linken Arm in Richtung Decke verlängern.

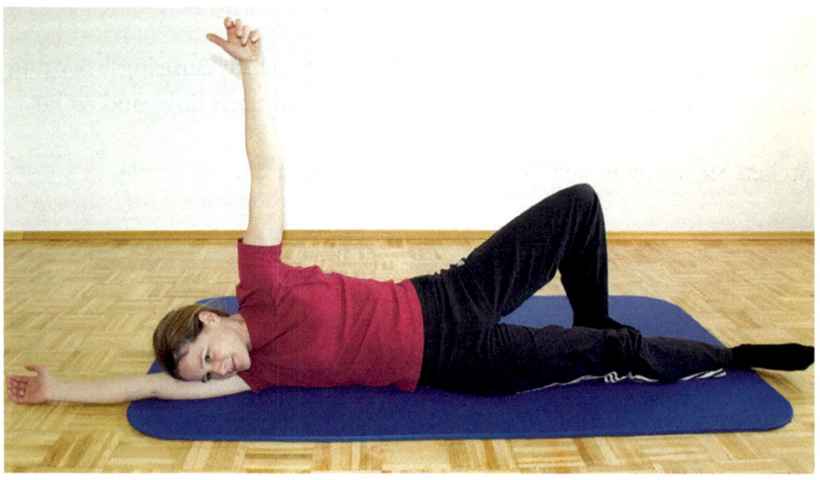

Beachten Sie, dass das linke Bein mehr oder weniger stehen bleibt, sich also nicht nach rechts bewegt. Rollen Sie dann vom Oberarm wieder zurück auf den Rücken.

Achten Sie auf den Bewegungsablauf! Wie pflanzt sich die Bewegung durch den ganzen Körper fort? Gibt es Bereiche, in denen die Bewegung „stockt"?

Machen Sie das Gleiche auf der anderen Seite. Stellen Sie also den rechten Fuß auf, legen Sie den linken Arm nach oben auf den Boden ab und bringen Sie den rechten Arm ausgestreckt in Richtung Decke. Drücken Sie sich vom rechten Fuß ab, so dass der ganze Körper nach links rollt und – wenn möglich – auf den linken Oberarm. Verlängern Sie den Arm in Richtung Zimmerdecke.

11 Beweglicher Kiefer

Diese Bewegung befreit das ganze Gesicht, vor allem den Unterkiefer, von Spannungen.

Schließen Sie die Augen. Öffnen Sie den Mund ein wenig und schließen Sie ihn wieder. Der Unterkiefer entfernt sich also vom Schädel. Stellen Sie fest, wie viel Anstrengung Sie dabei aufwenden.

Verstärken Sie dieses Öffnen, indem Sie den Unterkiefer in die Wölbung einer Hand legen – zwischen dem Daumen und den anderen Fingern.

Entfernen Sie den Kopf vom Unterkiefer, d.h. der Kopf bewegt sich nach hinten.

Öffnen Sie ein wenig den Mund und verschieben Sie den Unterkiefer sanft nach rechts und wieder in die Mitte zurück. Einige Male.

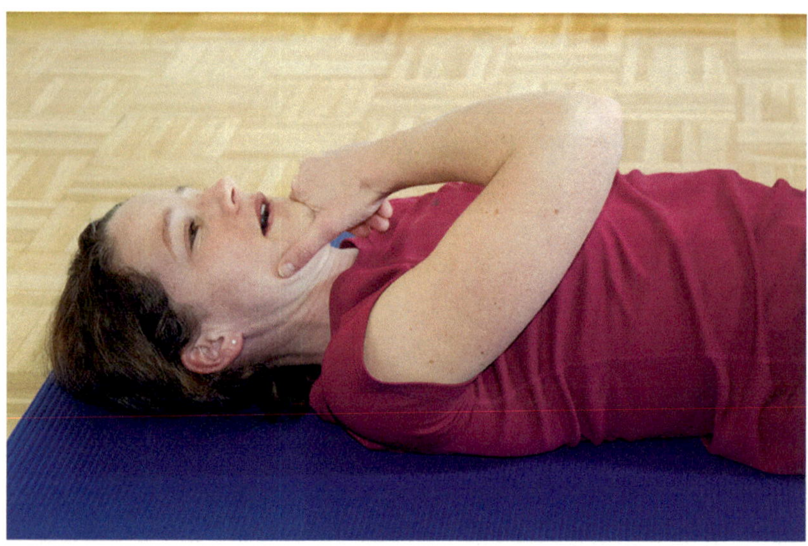

Verschieben Sie dann den Unterkiefer sanft nach links und wieder in die Mitte zurück. Einige Male – ohne sich anzustrengen.

Beobachten Sie: Zu welcher Seite bewegt sich der Unterkiefer leichter? Sind die Bewegungen fließend?

Probieren Sie die gleiche Bewegung in einer anderen Position aus: Legen Sie den Unterkiefer in die Wölbung zwischen Daumen und Zeigefinger der rechten Hand. Legen Sie die linke Hand mit der Handfläche auf die Stirn. Bewegen Sie mit Hilfe der rechten Hand den Unterkiefer nach rechts und links und mit Hilfe der linken Hand die Stirn nach links und rechts.

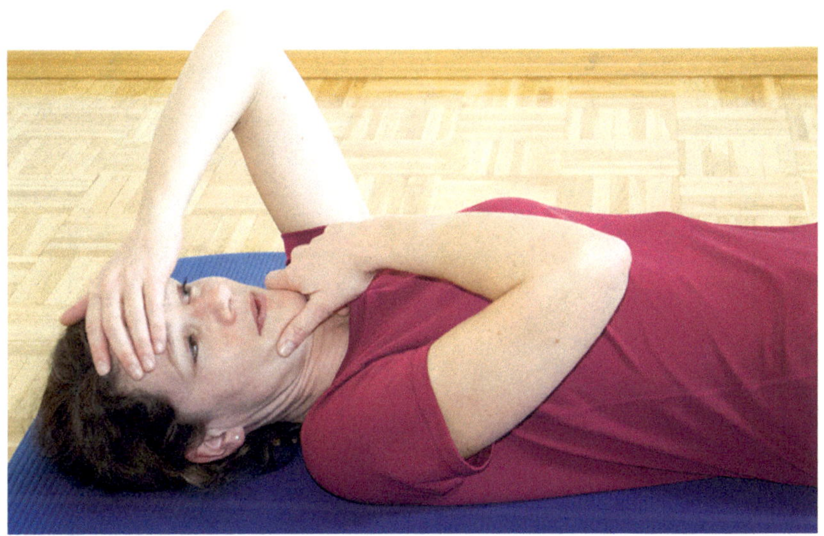

Auf der Seite

Wenn wir auf der Seite liegen, brauchen wir in aller Regel eine Unterlage für den Kopf.

In der Seitenlage ist unsere Auflagefläche kleiner als auf dem Rücken oder dem Bauch. Es ist eine flexible Position, in der sich andere Bewegungsmöglichkeiten bieten. Wir können uns in Richtung Rücken oder Bauch bewegen und Arme und Beine nach vorne und nach hinten bewegen.

12 Bewegliche Schultern

Durch das Zusammenspiel von Arm und Bein wird der Schultergürtel beweglicher.

Legen Sie sich auf die rechte Seite. Beide Knie liegen bequem aufeinander. Die Arme sind nach vorne ausgestreckt – im 90-Grad-Winkel zum Rumpf. Die Hände liegen bequem aufeinander.

Wenn Sie mit der linken Hand nach vorne gleiten, drehen Sie Arm und Hand so, dass der Daumen näher zum Boden kommt, der kleine Finger bis hin zum Ellbogen weiter weg vom Boden.

Beobachten Sie: Wie wirkt sich diese Drehbewegung auf den Arm aus? Kann die linke Hand auf diese Weise leichter über die rechte Hand gleiten?

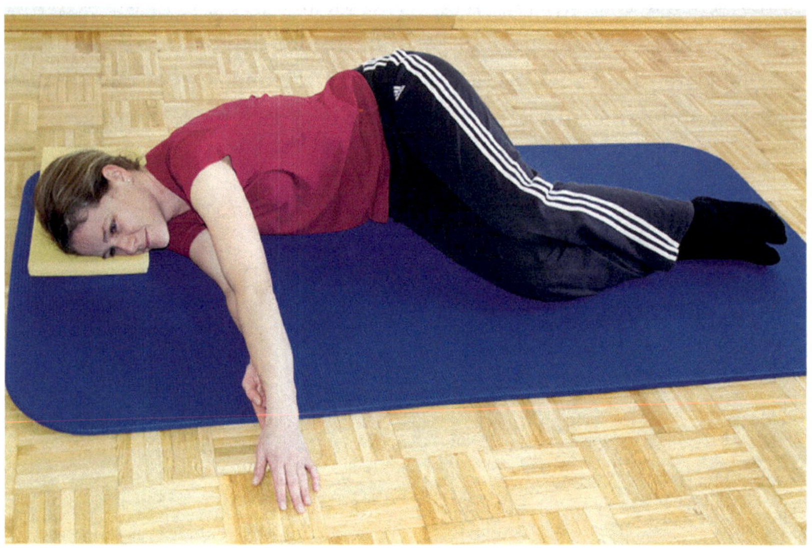

Legen Sie beide Hände wieder aufeinander und lassen Sie die linke Hand zurückgleiten. Die linke Hand hält Kontakt zum Unterarm und Oberarm, gleitet dann über das Brustbein und bewegt sich weiter nach links. Nun entsteht ein Zug auf das oben liegende, das linke Knie. Folgen Sie dem Zug, so dass sich das linke Knie langsam vom rechten Knie entfernt und der linke Fuß zum Stehen kommt (auf dem rechten Fuß). Der linke Arm kann sich infolgedessen bequemer nach links ablegen.

Machen Sie sich dann wieder auf den Rückweg: Klappen Sie den linken Arm ein (im Ellbogen) und bringen Sie die linke Hand auf das Brustbein. Dann bewegt sich der linke Arm Schritt für Schritt nach rechts und kommt auf dem ausgestreckten rechten Arm zum Liegen.

Legen Sie sich dann auf die linke Seite und machen Sie die entsprechenden Bewegungen.

13 Die Wirbelsäule drehen

Die gegenläufige Bewegung von Becken und Schulter macht die Wirbel freier. Das wiederum führt zu mehr Aufrichtung im Stehen und Gehen.

Legen Sie sich auf die rechte Seite. Legen Sie bei Bedarf den Kopf auf eine entsprechende Unterlage. Beide Knie liegen aufeinander im 90-Grad-Winkel zum Rumpf. Die Arme sind nach vorne ausgestreckt – ebenfalls im 90-Grad-Winkel zum Rumpf. Die Hände liegen bequem aufeinander.

Gleiten Sie mit der linken Hand über die rechte Hand nach vorne und wieder zurück in die Ausgangsposition.

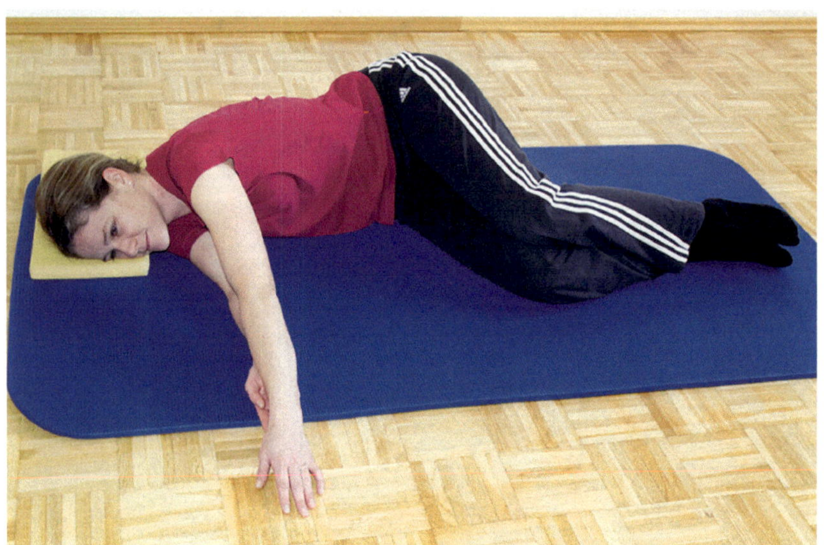

Wenn Sie mit der linken Hand nach vorne gleiten, drehen Sie Arm und Hand, so dass sich der linke Daumen nach innen dreht. Diese Drehbewegung kennen Sie schon von der letzten Lektion.

Beobachten Sie: Wie wirkt sich die Drehbewegung auf den Arm aus? Kann die linke Hand auf diese Weise leichter über die rechte Hand gleiten?

Nun kommt eine kleine Variante: Bringen Sie die Handflächen wieder aufeinander. Bringen Sie jetzt das Becken etwas nach vorne und wieder in die Ausgangsposition zurück. Bewegen Sie dann das Becken rückwärts und wieder in die Ausgangsposition zurück.

Im nächsten Schritt geht es darum, die beiden Bewegungen zu kombinieren: Wenn sich die obenliegende Hand nach vorne bewegt – über die andere Hand hinaus – bewegt sich das Becken rückwärts. Beides erfolgt gleichzeitig.

Dann kommen Sie zur umgekehrten Bewegung: Die obere Hand bewegt sich zurück und das Becken – gleichzeitig – nach vorne. Das Ganze ist eine Art Zick-Zack-Bewegung.

Machen Sie dann den gleichen Bewegungsablauf auf der linken Seite.

14 Knie und Fuß im Wechsel heben

Das Heben von Knie und Fuß und die dadurch bedingte Rollbewegung mobilisieren Becken und Oberkörper.

Sie liegen auf der rechten Seite. Die Knie sind angewinkelt und liegen im 90-Grad-Winkel zum Rumpf. Der Kopf liegt auf dem Boden.

Heben Sie das linke Knie etwas weg vom rechten Knie und lassen Sie die Füße zusammen. Einige Male.

Wie macht sich das Heben des Knies im Oberkörper bemerkbar?

Lassen Sie das Becken ein wenig zurückrollen und merken Sie, dass es jetzt leichter geht, das Knie zu heben.

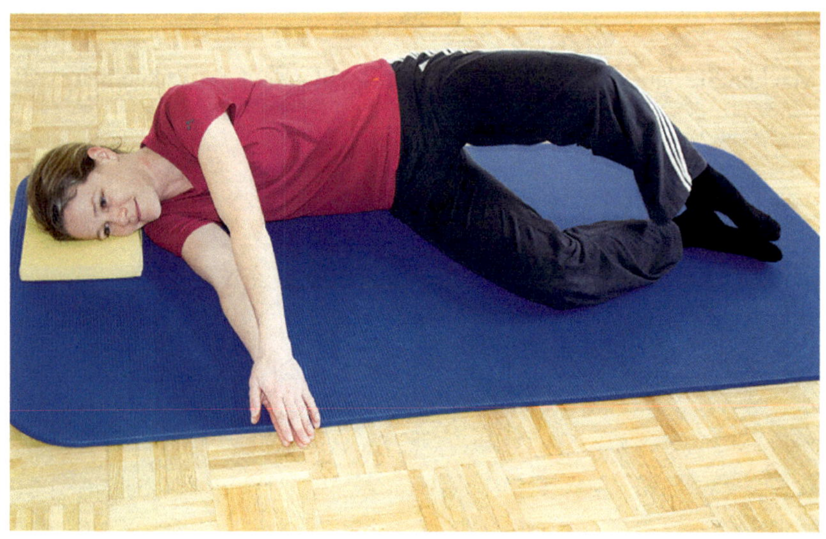

Heben Sie jetzt den linken Fuß weg vom rechten Fuß. Die Knie bleiben zusammen. Die Knie bilden eine Art von Scharnier. Das Bein, das auf dem Boden liegt, bleibt ruhig.

Stellen Sie fest, wie das Becken und der Oberkörper auf diese Bewegung reagieren.

Wenn Sie den Fuß heben, rollen Sie ein wenig nach vorne.

Heben Sie abwechselnd das Knie und den Fuß. Das bringt den Körper in eine kleine, angenehme Rollbewegung.

Legen Sie sich auf den Rücken und achten Sie auf den Unterschied in beiden Seiten.

Machen Sie das Gleiche auf der anderen Seite.

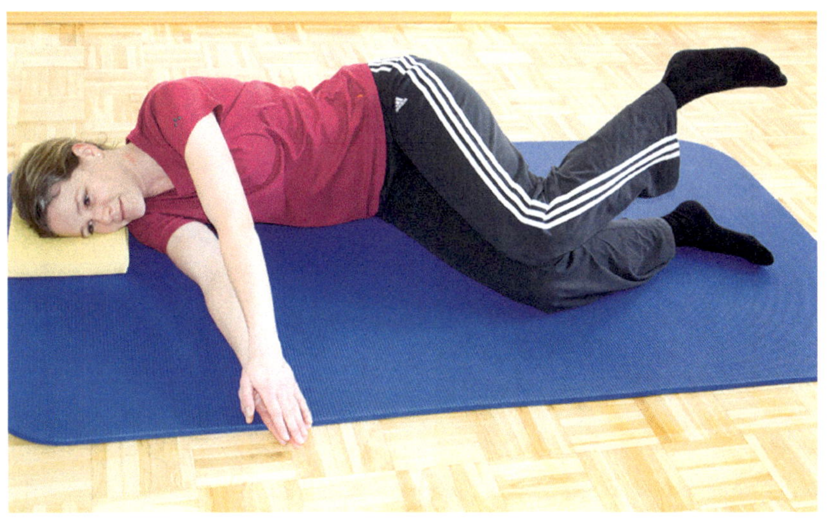

Auf dem Bauch

Auch wenn die Bauchlage für Sie nicht so gewohnt sein sollte, probieren Sie doch immer wieder mal die beiden folgenden Übungen aus. Sie werden feststellen, dass sich Ihr Körper nach einiger Zeit besser an den Boden schmiegt.

In der Bauchlage ist das Gesicht zum Boden gewandt und die Stirn liegt in aller Regel auf den Händen. Das bedeutet zunächst einmal eine Einschränkung für unsere Orientierung im Raum. Wenn wir z.B. den Kopf oder die Beine vom Boden wegbringen, kommen Teile des Rumpfes näher zum Boden. Der Körper fängt an, sich zu strecken. Das ist zunächst einmal ungewohnt.

15 Das Becken rollen mit angewinkelten Knien

Das Senken der Beine nach rechts und links mobilisiert das Becken und den Rücken. Die Wirbelsäule wird beweglicher.

Legen Sie den Kopf mit der Stirn auf den Boden. Die Hände und Arme liegen bequem neben dem Kopf. Beugen Sie die Knie, so dass beide Unterschenkel bequem etwa im rechten Winkel zum Boden stehen.

Senken Sie beide Unterschenkel ein wenig nach rechts und bringen Sie sie wieder zur Mitte zurück. Einige Male. Senken Sie dann die Unterschenkel nach links und bringen Sie sie wieder zur Mitte zurück. Einige Male. Machen Sie das langsam und vorsichtig.

Achten Sie darauf, wie mit dem Absenken der Beine sich die Bewegung nach und nach vom Becken in den Brustkorb fortsetzt.

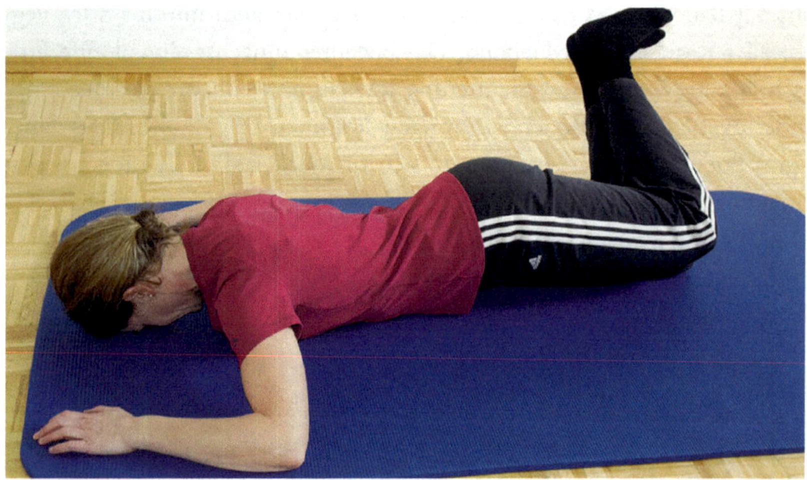

Bringen Sie jetzt beide Beine nahe aneinander, so als wären sie eine Einheit, und lassen Sie sie zusammen nach rechts zum Boden sinken. Es wird sich also jeweils ein Knie vom Boden lösen. Das bedeutet, dass auch das Becken verstärkt an der Bewegung teilnimmt.

Achten Sie darauf, wie das Absenken der Knie und Beine nach und nach den Brustkorb und die Schultern mit in Bewegung bringt.

Im Laufe der Zeit werden die Beine immer näher zum Boden kommen.

Legen Sie beim nächsten Mal den Kopf auf die rechte Seite und senken Sie beide Beine nach rechts.

Legen Sie dann den Kopf auf die linke Seite und senken Sie beide Beine ganz vorsichtig nach rechts. Sie werden feststellen, dass sich jetzt die Wirbelsäule an einer anderen Stelle dreht.

Bei welcher Kopfhaltung ist das Absenken der Beine leichter?

Legen Sie dann den Kopf auf die linke Seite und senken Sie beide Beine nach links. Legen Sie dann den Kopf auf die rechte Seite und senken Sie – wiederum ganz vorsichtig – beide Beine nach links.

Kommen Sie zurück zur Ausgangsbewegung: Der Kopf liegt mit der Stirn auf dem Boden und Sie senken beide Beine langsam nach rechts und links.

Wie leicht geht jetzt diese Bewegung?“

16 Füße beugen und strecken

Bewegliche Füße und Fußgelenke
können sich besser dem Boden anpassen.
Das führt zu mehr Stabilität.

Beugen Sie den rechten Fuß im Fußgelenk und strecken Sie den linken Fuß. Ziehen Sie also den rechten Vorderfuß in Richtung Schienbein und strecken Sie den linken Fuß in Richtung Decke.

Spüren Sie, wie die Bewegung Ihre Beine und Hüftgelenke erreicht.

Machen Sie nun die umgekehrte Bewegung: Beugen Sie den linken Fuß und strecken Sie dann einige Male gleichzeitig beide Füße im Fußgelenk.

Spüren Sie, welche Muskeln angespannt werden. Oft beugen sich bei dieser Beugung auch die Zehen. Geht es auch, ohne dass Sie die Zehen anspannen?

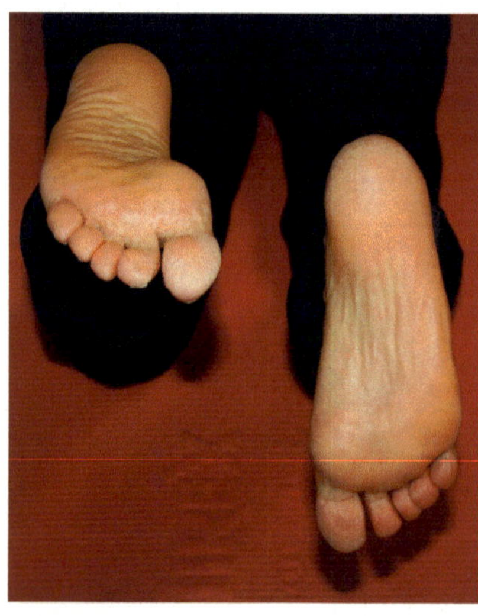

Beschreiben Sie mit beiden Füßen einen kleinen Kreis im Uhrzeigersinn und anschließend gegen den Uhrzeigersinn.

In welcher Richtung bewegen sich die Füße leichter?

Probieren Sie folgende Variante aus: Sie beschreiben mit der rechten großen Zehe einen Kreis im Uhrzeigersinn, dann einen Kreis gegen den Uhrzeigersinn.

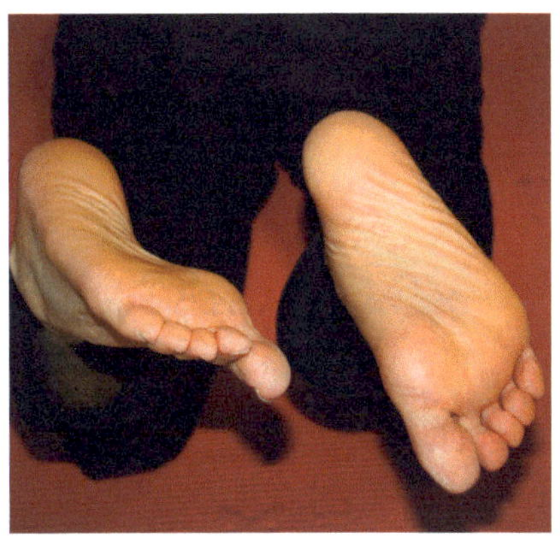

Machen Sie die gleichen Bewegungen mit der linken großen Zehe.

Stehen Sie auf, gehen Sie herum. Spüren Sie, wie „kenntnisreich“ Ihre Füße jetzt den Bodenkontakt nutzen und Ihr Gehen fließender und stabiler wird.

Im Sitzen auf einem Stuhl

Bitte nehmen Sie Platz!

Unsere Welt ist aufs Sitzen ausgerichtet. Die meiste Zeit verbringen wir im Sitzen – zu Hause im Fernsehsessel und im Beruf auf dem Bürostuhl. Sitzen in verkrampfter Körperhaltung über einen längeren Zeitraum führt zu Bewegungseinschränkungen und häufigen Schmerzen.

Auch im Sitzen können wir uns bewegen: ein wenig vor- und zurückschaukeln, uns zur Seite drehen oder die Füße bewegen. All diese kleinen Bewegungen halten uns beim Sitzen beweglich. Dabei können die Bewegungen so klein sein, dass sie von anderen Personen kaum bemerkt werden.

Bei allen Übungen empfiehlt es sich, auf dem Stuhl nach vorne zu rutschen und auf den beiden Sitzhöckern zu sitzen. Auf diese Weise kann sich das Becken leichter nach vorne und nach hinten bewegen.

Stellen Sie Ihre Unterschenkel mehr oder weniger senkrecht, so dass die Füße flach auf dem Boden stehen und einen guten Bodenkontakt haben.

17 Beugen und Strecken des Oberkörpers

Achtsam ausgeführtes Runden und Aufrichten des Oberkörpers verschafft den Wirbeln der Wirbelsäule mehr Spielraum. Das bedeutet, dass Sie sich leichter aufrichten können und damit auch das Gehen leichter wird.

Rollen Sie mit dem Becken etwas nach hinten und lassen Sie den Kopf nach vorne sinken. Der Rücken rundet sich etwas.

Sie können die Rundung dadurch unterstützen, dass Sie mit einer Hand eine kleine Faust machen und auf das Brustbein drücken. Der Druck mit der Faust soll leicht und angenehm sein.

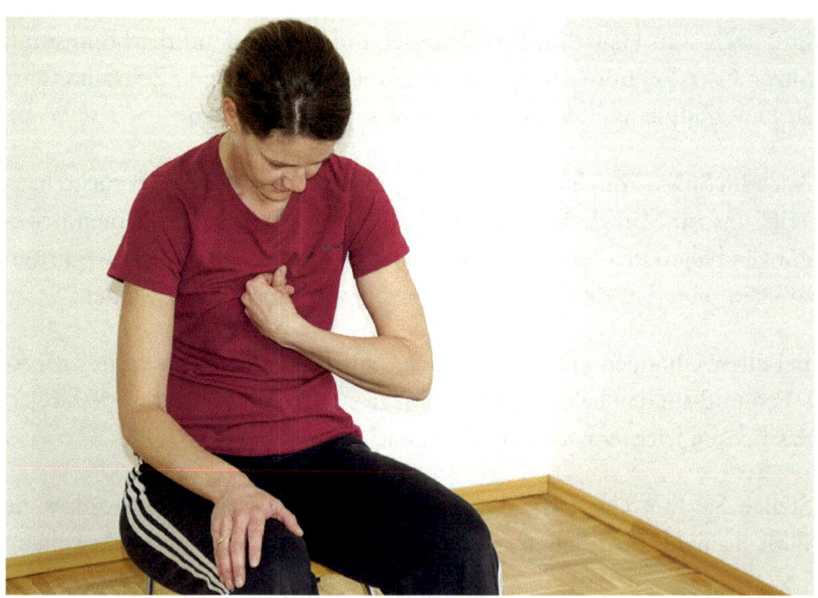

Der Oberkörper wird sich runden. Die Schulterblätter entfernen sich von der Wirbelsäule.

Bewegen Sie nun das Becken etwas nach vorne – der Bauch kommt dadurch etwas mehr nach vorne und der Kopf richtet sich auf.

Kommen Sie wieder zurück in die Ausgangsposition.

Kombinieren Sie die Bewegung mit dem Atem, d.h. atmen Sie aus, wenn sich der Rücken rundet und atmen Sie ein, wenn Sie sich wieder aufrichten.

Machen Sie diese kleine Übung einige Male.

18 Bewegliche Schultern

Schultergürtel und Halswirbelsäule werden freier.

Ziehen Sie die rechte Schulter etwas nach oben in Richtung rechtes Ohr. Langsam. Einige Male.

Beobachten Sie dabei: Dreht sich der rechte Arm etwas nach innen, wenn Sie die rechte Schulter zum Ohr bringen? Welchen Verlauf nimmt der Ellbogen?

Neigen Sie dann den Kopf zur rechten Schulter, so dass sich das rechte Ohr der rechten Schulter nähert.

Bringen Sie nun rechte Schulter und rechtes Ohr zusammen.

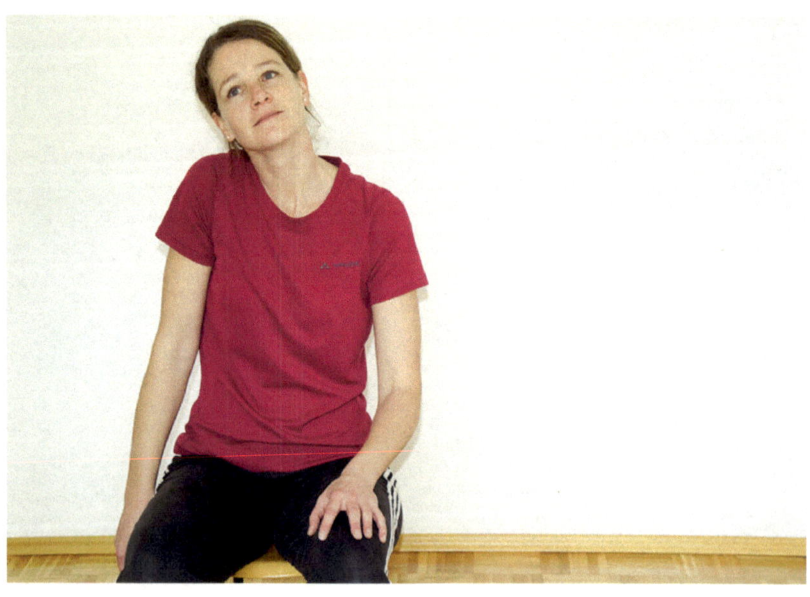

Inwieweit beteiligen sich bei der Bewegung auch die Halswirbelsäule und die Rippen des Brustkorbes?

Probieren Sie die gleichen Bewegungen auf der linken Seite aus.

Bewegen Sie nun die rechte Schulter etwas nach unten und entfernen Sie dabei das rechte Ohr von der Schulter. Einige Male.

Bewegen Sie die linke Schulter etwas nach unten und entfernen Sie dabei das linke Ohr von der Schulter. Einige Male.

Beobachten Sie: Wie wirken sich die Bewegungen auf die Halswirbelsäule und die Rippen aus?

Machen Sie mit der rechten und anschließend mit der linken Schulterspitze kleine Kreisbewegungen – zunächst im Uhrzeigersinn, dann entgegen dem Uhrzeigersinn.

Kommen Sie zurück zur Ausgangsbewegung. Bewegen Sie die rechte Schulter und das rechte Ohr aufeinander zu und dann die linke Schulter und das linke Ohr.

Ist jetzt die Ausgangsbewegung geschmeidiger und fließender?

19 Sich drehend aufrichten (1)

Bei dieser Übung können die einzelnen Wirbel der Wirbelsäule besser zusammenarbeiten. Das führt zu mehr Aufrichtung des ganzen Körpers.

Drehen Sie einige Male langsam Kopf und Oberkörper nach rechts – ohne Anstrengung. Merken Sie sich den Punkt, bis zu dem Sie drehen.

Kommen Sie in die Ausgangsstellung zurück. Drehen Sie sich wieder nach rechts, bringen Sie absichtlich die rechte Schulter etwas rückwärts und bringen die linke Schulter damit nach vorne.

Ausgangstellung. Drehen Sie sich wieder mit dem Oberkörper nach rechts, der Kopf dreht sich aber in die entgegengesetzte Richtung, also nach links.

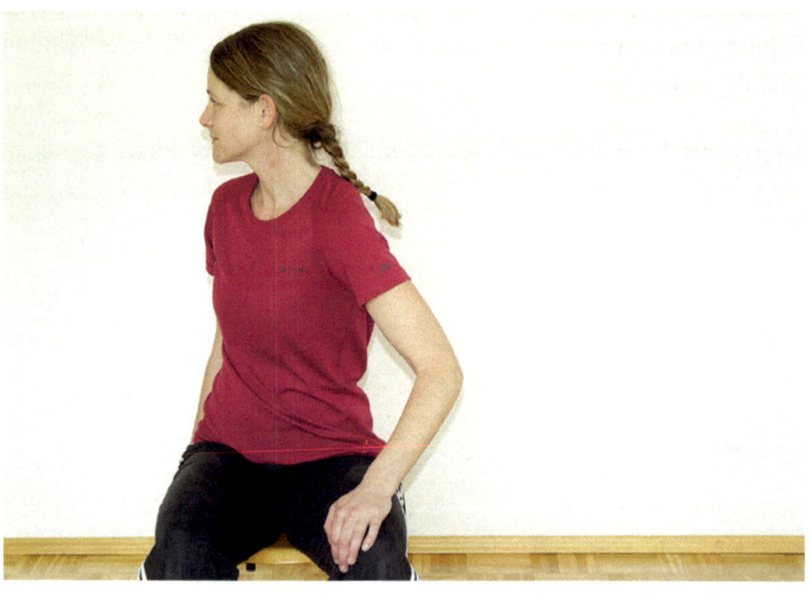

Ausgangsstellung. Drehen Sie sich wieder nach rechts – zusammen mit dem Oberkörper und dem Kopf und schieben Sie das linke Knie etwas nach vorne. Sie werden spüren, dass das die Drehbewegung unterstützt: Das Becken beteiligt sich mehr.

Machen Sie die entsprechenden Bewegungen auf der anderen Seite.

Kommen Sie zurück zu den Ausgangsbewegungen. Sie drehen sich also nach rechts und links und stellen fest, ob Sie sich jetzt etwas leichter und weiter drehen können als zu Anfang.

20 Sich drehend aufrichten (2)

Auch bei dieser Übung können die einzelnen Wirbel der Wirbelsäule besser zusammenarbeiten. Sich umzudrehen und aufzurichten wird leichter.

Legen Sie die rechte Hand bequem auf die linke Schulter. Fassen Sie mit der linken Hand den rechten Ellbogen. Ziehen Sie mit Hilfe der linken Hand den Ellbogen etwas nach links. Dadurch dreht sich der Oberkörper mit. Lassen Sie auch den Kopf sich mit nach links drehen.

Beachten Sie dabei, dass die Wirbelsäule in ihrer Achse bleibt, sich also nicht nach rechts oder links neigt.

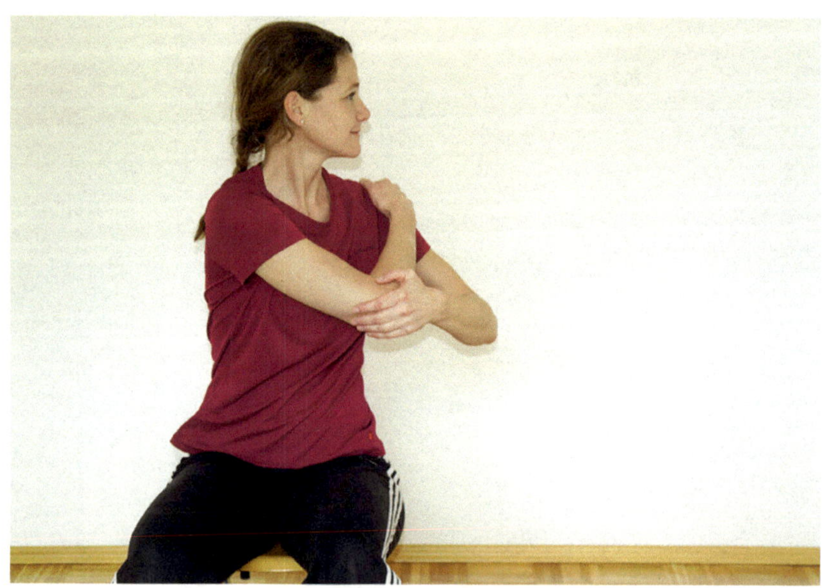

Wenn Sie den Oberkörper nach links drehen, lassen Sie auch den Kopf sich mit nach links bewegen. Bleiben Sie jetzt in dieser Position und schauen Sie mit den Augen noch etwas weiter nach links.

Kommen Sie wieder langsam in die Ausgangsposition zurück.

Legen Sie die linke Hand bequem auf die rechte Schulter. Fassen Sie mit der rechten Hand den linken Ellbogen. Ziehen Sie mit Hilfe der rechten Hand den Ellbogen etwas nach rechts. Dadurch dreht sich der Oberkörper. Lassen Sie den Kopf der Bewegung folgen.

Bleiben Sie in dieser Position und schauen Sie mit den Augen noch etwas weiter nach rechts.

Wie weit drehen Sie sich jetzt?

Kommen Sie wieder in die Ausgangsposition zurück.

Beachten Sie bei der Drehung, dass die Wirbelsäule in ihrer Achse bleibt, sich also nicht nach rechts oder links neigt.

Kommen Sie zurück zur ursprünglichen Drehbewegung nach links und vergleichen, ob jetzt die Drehung leichter geht.

21 Sich drehend aufrichten (3)

Die Wirbel der gesamten Wirbelsäule werden freier. Die Drehbewegung und die Aufrichtung des Körpers werden leichter.

Legen Sie die rechte Hand auf die linke Schulter und die linke Hand auf die rechte Schulter. Heben Sie beide Arme etwas weg vom Oberkörper.

Drehen Sie den Oberkörper in dieser „Formation“ einige Male nach links.

Stellen Sie fest, wie weit Sie sich nach links drehen.

Wenn Sie sich beim nächsten Mal wieder nach links drehen, nehmen Sie bewusst den Kopf und die Augen mit nach links. Einige Male.

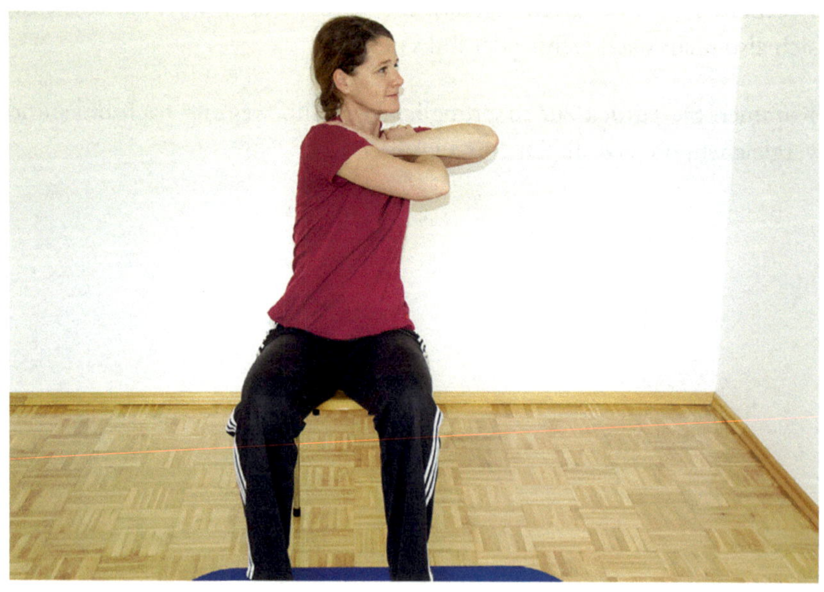

Drehen Sie beim nächsten Mal den Oberkörper nach links, drehen aber gleichzeitig den Kopf und die Augen nach rechts. Einige Male. Kommen Sie zurück in die Ausgangsposition.

Wechseln Sie die Position der Arme. Sie legen also zuerst die linke Hand auf die rechte Schulter und heben beide Arme etwas weg vom Oberkörper und drehen den Oberkörper nach rechts, den Kopf und die Augen aber nach links. Einige Male.

Kommen Sie zurück zu der Ausgangsbewegung und stellen Sie fest, ob Sie sich leichter und etwas weiter zur Seite drehen können.

22 Freie Hüftgelenke

Die Übung erweitert den Bewegungsspielraum der Hüftgelenke. Stehen und Gehen werden leichter.

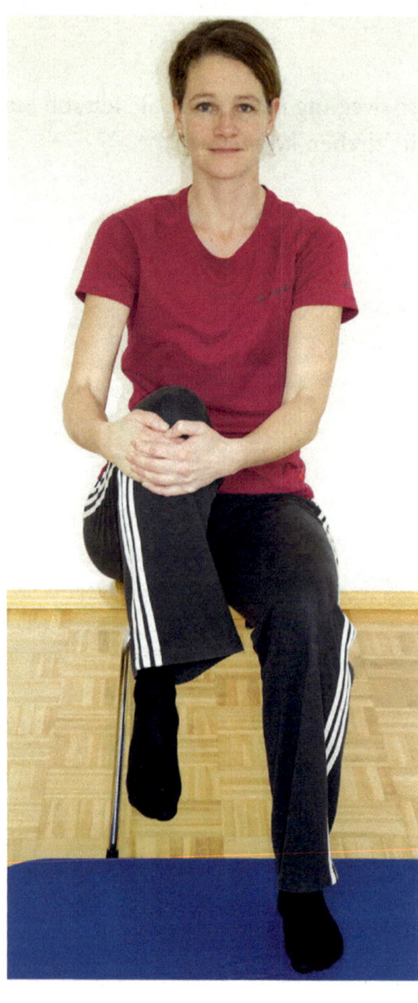

Umfassen Sie das rechte Knie mit beiden Händen und heben Sie das Bein etwas vom Boden ab. Es ist nicht wichtig, dass das Bein weit hochgehoben wird.

Beobachten Sie dabei: Wie reagiert der Fuß auf die Bewegung? Hängt der Vorderfuß nach unten? Was macht der Rücken, wenn sich das Bein hebt? Beugt er sich oder streckt er sich?

Bewegen Sie jetzt das Knie in die vier möglichen Richtungen: nach vorne, nach hinten, nach innen und nach außen. Der ganze Rücken kann an dieser Bewegung beteiligt sein.

Verbinden Sie die vier Eckpunkte und machen Sie mit dem Knie einen kleinen Kreis – zunächst im Uhrzeigersinn, dann entgegen dem Uhrzeigersinn. Stellen Sie das Bein wieder ab.

Spüren Sie, ob das rechte Bein und der rechte Fuß anders stehen als das linke Bein und der linke Fuß.

Machen Sie jetzt die gleiche Bewegung mit dem linken Knie.

Die Bewegung wird mit jeder bewusst durchgeführten Wiederholung fließender und leichter werden.

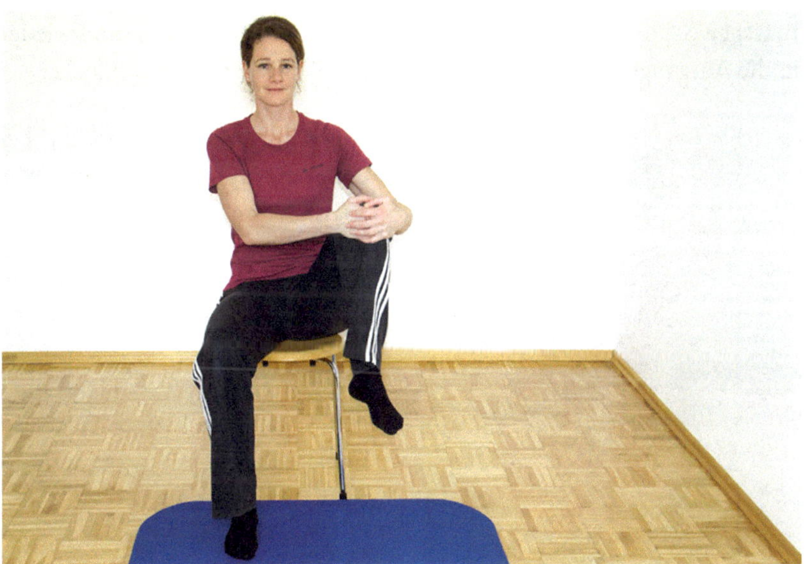

23 Sich zur Seite beugen

Die Seitbeugung öffnet die Rippen und schafft Raum für eine intensivere Atmung. Muskeln und Gehirn erhalten mehr Sauerstoff.

Bewegen Sie den rechten Arm nach unten in Richtung Boden und wieder in die Ausgangsstellung zurück. Lassen Sie die Finger der Hand locker.

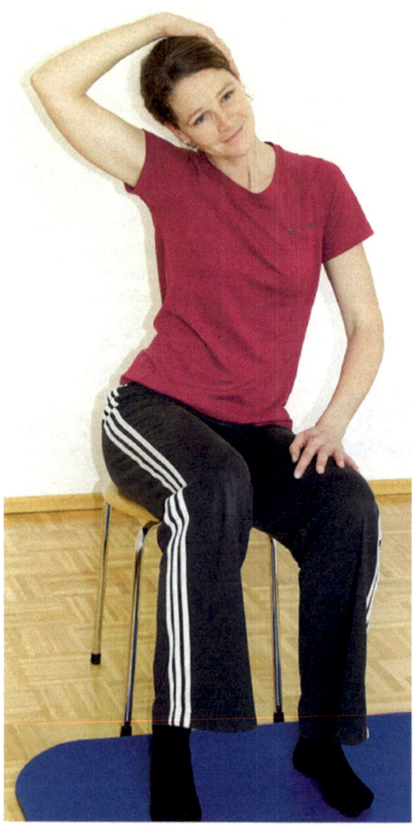

Beobachten Sie: Was macht bei dieser Bewegung der Kopf? Was „passiert" im Brustkorb?

Bewegen Sie den linken Arm nach unten. Einige Male.

Bringen Sie die rechte Hand über den Kopf zur rechten Schläfe, also in die Nähe zum Ohr. Sie „umrahmen" also den Kopf.

Lassen Sie den Ellbogen des rechten Armes etwas zur Seite nach unten sinken, so dass eine leichte Seitbeugung zustande kommt. Der Oberkörper neigt sich nach rechts. Dadurch „öffnen" sich die Rippen auf der linken Seite. Vielleicht kommt Ihr Becken Ihrem Arm und Kopf ein wenig entgegen.

Kommen Sie wieder zurück in die Ausgangsstellung. Wiederholen Sie die Bewegung einige Male. Atmen Sie bewusst aus, wenn sich der Oberkörper zur Seite neigt.

Machen Sie die gleiche Bewegung auf der anderen Seite. Sie „umrahmen“ also den Kopf mit dem linken Arm und der linken Hand.

Wiederholen Sie die Bewegungen und stellen Sie fest, ob sich Ihr Gewicht beim Beugen mehr auf die rechte oder auf die linke Beckenhälfte verlagert.

Kommen Sie zurück zur Ausgangsbewegung und lassen Sie den rechten Arm nach unten sinken, dann den linken Arm.

Fällt Ihnen die Seitbeugung jetzt etwas leichter?

24 Hand im Rücken

Die Bewegung mobilisiert die Arme und Schulterblätter und verbessert den Bewegungsspielraum.

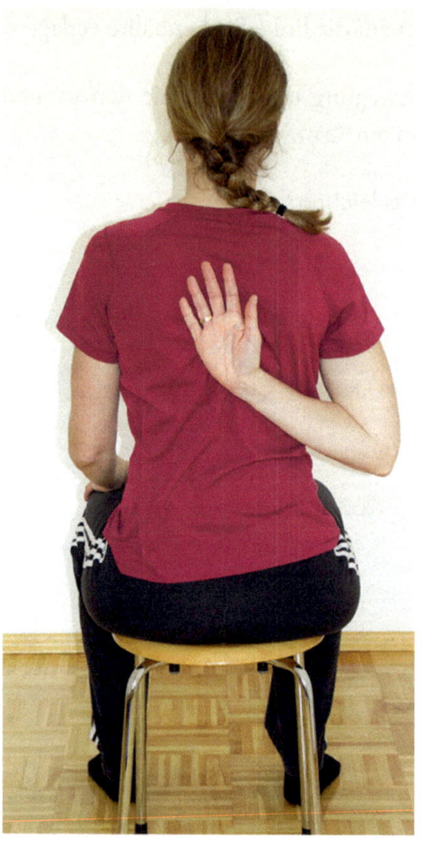

Bringen Sie den Handrücken der rechten Hand auf den Rücken und prüfen Sie, in welche Richtungen sich die Hand leicht bewegen lässt – nach rechts und links, nach unten und nach oben Richtung Schulterblätter. Strengen Sie sich dabei aber nicht an.

Während die Hand gleitet, beugen Sie einmal den Rücken, ein anderes Mal richten Sie ihn auf.

Inwieweit verändert sich das Gleiten der Hand beim Beugen und Strecken?

Lassen Sie jetzt die Hand hinter dem Rücken liegen und rollen Sie den Unterarm auf und ab. Das kann eine ganz kleine Bewegung sein.

In welche Richtung rollt der Arm leichter? Wie wirkt sich die Bewegung auf das Schulterblatt und das Schultergelenk aus? Wie groß ist der Umfang der Rollbewegung?

Lassen Sie den Handrücken wieder ruhig auf dem Rücken liegen und prüfen Sie erneut, wie weit und leicht jetzt die Hand in Richtung zum rechten oder linken Schulterblatt gleiten kann.

Legen Sie jetzt den Handrücken der linken Hand auf den Rücken und erkunden Sie, wie weit die Hand nach rechts und links und nach unten und oben in Richtung zum rechten oder linken Schulterblatt gleiten kann.

Rollen Sie dann den Unterarm ein wenig auf und ab.

Beobachten Sie: In welche Richtung bewegt sich der Arm leichter? Wie leicht rollt der Arm jetzt nach oben und nach unten?

Lassen Sie beide Arme seitlich hängen und spüren Sie der Wirkung dieser kleinen Gleit- und Rollbewegung nach.

25 Atmen

Die Atmung wird intensiviert – der Körper erhält mehr Sauerstoff. Sie werden leistungsfähiger.

Setzen Sie sich bequem auf den Stuhl und lehnen sich an. Legen Sie die Hände auf die Oberschenkel. Atmen Sie achtsam ein. Spüren Sie, wie die Luft durch die Luftröhre zu den Lungen einströmt und diese weitet. Machen Sie nach dem Einatmen eine kleine Pause und lassen Sie dann die Luft wieder ausströmen.

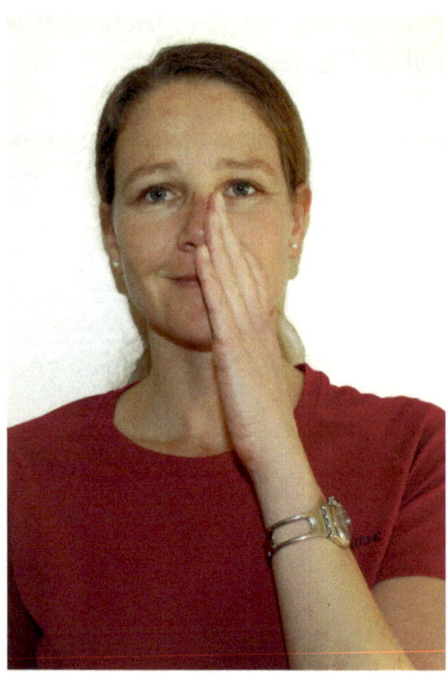

Legen Sie den Zeige- und Mittelfinger der linken Hand auf den linken Nasenflügel. Atmen Sie nur durch das rechte Nasenloch ein. Lassen Sie die Luft in den rechten Lungenflügel einströmen und wieder ausströmen. Unterstützen Sie die Atembewegung dadurch, dass Sie sich beim Ausatmen etwas beugen und beim Einatmen etwas strecken.

Machen Sie das einige Male, ohne sich anzustrengen.

Spüren Sie, wie sich die Rippen auf der rechten Seite weiten.

Legen Sie den Zeige- und Mittelfinger der rechten Hand auf den rechten Nasenflügel. Atmen Sie nun durch das linke Nasenloch ein. Lassen Sie die Luft in den linken Lungenflügel einströmen. Spüren Sie, wie sich die Rippen auf der linken Seite weiten.

Machen Sie das einige Male – langsam und leicht.

Legen Sie beide Hände wieder auf die Oberschenkel und atmen Sie wieder durch beide Nasenlöcher ein. Schließen Sie die Augen und achten Sie auf Ihre Atmung.

Spüren Sie, wie sich die Rippen auf beiden Seiten weiten und wie dadurch Ihre Lungen mehr Sauerstoff aufnehmen können.

Bewegung verstehen

Bewegung ist die Sprache des Körpers. Ebenso wie wir ausdrucksvoll sprechen, sollten wir uns anmutig und elegant bewegen. Bei Sprache und Bewegung kommt es auf die Qualität an.

Wenn wir ausdrucksvoll sprechen wollen, brauchen wir einige Kenntnisse der Sprechtechnik. Ebenso brauchen wir einige anatomische Kenntnisse, um Körperbewegungen zu verstehen. Aber das allein genügt nicht. So müssen wir uns z.B. beim Sprechen das Zusammenspiel von Sprache, Stimme und Gestik deutlich machen und bei der Bewegung müssen wir verstehen und spüren, wie die einzelnen Körperbereiche zusammenspielen.

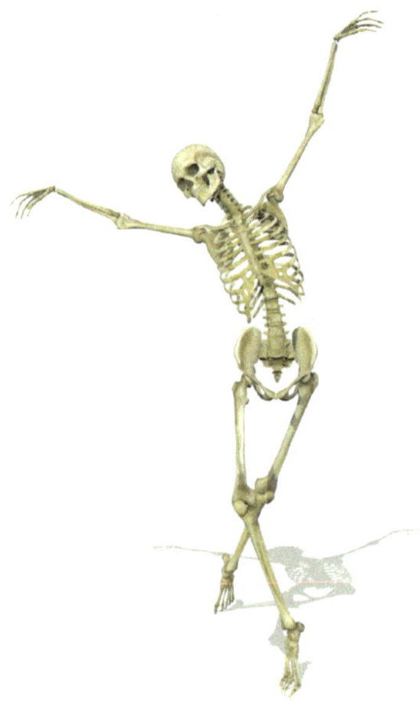

Grafik: AlienCat

Unser Knochengerüst

Unser Körper hat eine besondere Form. Die schwersten Teile Kopf, Brust und Becken sind über einer relativ schmalen Basis – den beiden Füßen – platziert. Das unterscheidet uns von den meisten Säugetieren, bei denen vier Füße das Gewicht des Körpers tragen. Unser Schwerpunkt liegt also relativ hoch.

Diese Form hat den großen Vorteil, dass wir uns mit geringem Aufwand in alle Richtungen bewegen können.

Auf der anderen Seite ist unsere Stabilität labil. Wir müssen ständig dafür sorgen, dass wir nicht aus der Balance kommen.

Der Kopf ruht auf dem obersten Wirbel der Wirbelsäule. Er beherbergt die wichtigen Sinnesorgane Augen, Nase und Ohren und ist Ausgangspunkt für das Körpergleichgewicht. Unsere Kopfhaltung und der Gebrauch der Augen wirken sich auf den gesamten Körper aus. Je freier sich der Kopf bewegen kann, desto leichter wird sich der ganze Körper drehen und wenden können.

Wenn wir unsere Bewegungen wahrnehmen, entwickeln wir ein Gefühl dafür, wie der Kopf sich leicht in alle Richtungen bewegen kann.

Im Unterschied zum Kopf oder zu den Händen schenken wir den Füßen meistens wenig Beachtung. Dabei sind sie mit ihren 26 Knochen, beinahe 30 Gelenken, 60 Muskeln, mehr als 100 Bändern und über 200 Sehnen ein biomechanisches Meisterwerk.

Sie tragen beim Stehen und Gehen die ganze Last des Körpers. Durch das Fußgewölbe wird das Gewicht des Körpers federnd aufgefangen und auf Ferse sowie Vorderfuß verteilt. Das Sprungbein (siehe Zeichnung) überträgt die Last auf das Fußgewölbe, das von starken Sehnen und Bändern gehalten wird.

Bewegliche, geschmeidige Füße übertragen ihre Beweglichkeit auf den ganzen Körper.

Wenn wir unsere Bewegungen wahrnehmen, werden wir unsere Füße immer feinfühliger einsetzen und ihre Bedeutung für Stabilität und Gleichgewicht erkennen.

Das Becken spielt eine zentrale Rolle für die mühelose und elegante Bewegung. Es ist an allen Bewegungen beteiligt. Hier sind auch die stärksten Muskeln angebracht. Das gilt insbesondere für den großen Lendenmuskel

Anatomie der Fußknochen

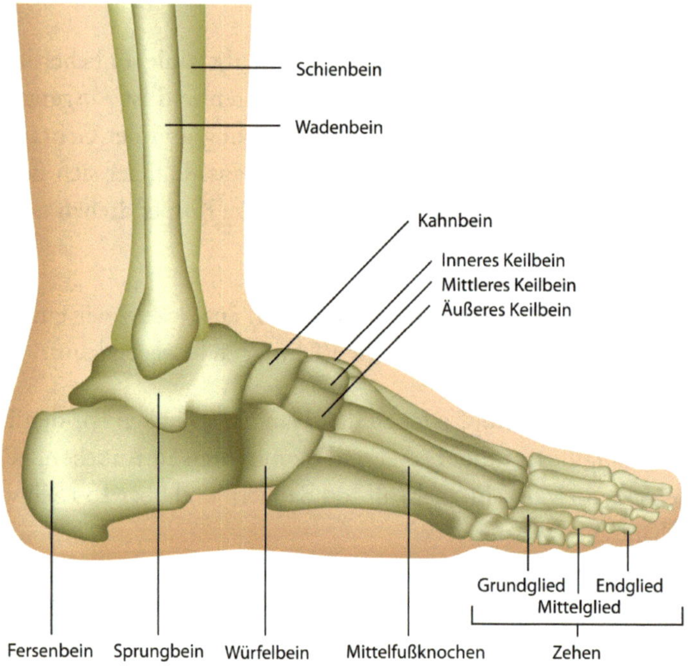

Grafik: Bilderzwerg

(lat. muskulus psoas major). Er verbindet die Wirbelsäule mit den Beinen.

Die Wirbelsäule verbindet das Becken mit dem Kopf. Sie ist ein Meisterstück der Evolution. Sie sichert gleichzeitig Stabilität und Mobilität. Bei praktisch jeder Bewegung wird die Wirbelsäule einbezogen: Sie krümmt sich, sie richtet sich auf und bewegt sich zur Seite. Aber auch ein noch so erstklassiges biomechanisches Fabrikat ist einem Alltag nicht gewachsen, der immer häufiger nur im Auto, im Fahrstuhl und Fernsehsessel stattfindet oder durch überzogene sportliche Ambitionen übermäßig beansprucht wird.

Die Wirbelsäule muss in allen Teilbereichen beweglich sein. Nur eine bewegliche Wirbelsäule schützt uns vor Verletzungen.

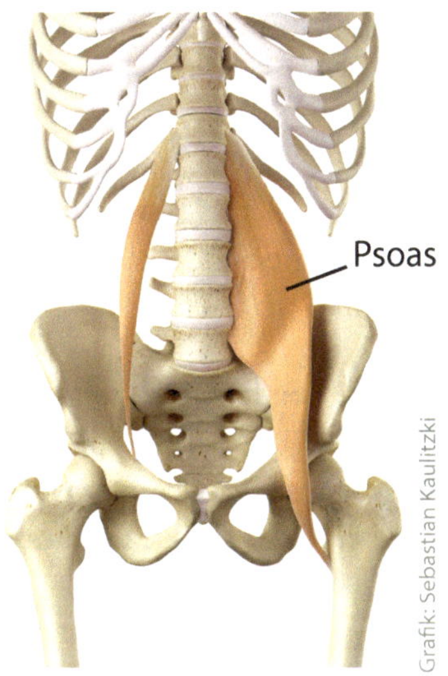

Grafik: Sebastian Kaulitzki

Leichte Feldenkrais-Bewegungen sind eine Labsal für den vom Hexenschuss geplagten Menschen.

Wenn wir unsere Bewegungen wahrnehmen, werden wir die Beweglichkeit und Geschmeidigkeit unserer gesamten Wirbelsäule verbessern. Damit beugen wir auch Bandscheibenvorfällen vor.

Die Wirbelsäule gliedert sich in verschiedene Abschnitte.

Die Halswirbelsäule ist extrem beweglich. Wir haben sieben Halswirbel. Der Kopf „sitzt" auf dem obersten Halswirbel, dem Atlas. Er trägt den Kopf. Erst der zweite Halswirbel, Axis genannt, ermöglicht die Drehbewegung.

Unsere Brustwirbelsäule besteht aus zwölf Wirbeln, die zusammen mit dem Brustbein und den Rippen den Brustkorb bilden. Er umgibt Herz, Lungen und den oberen Teil des Verdauungsapparates.

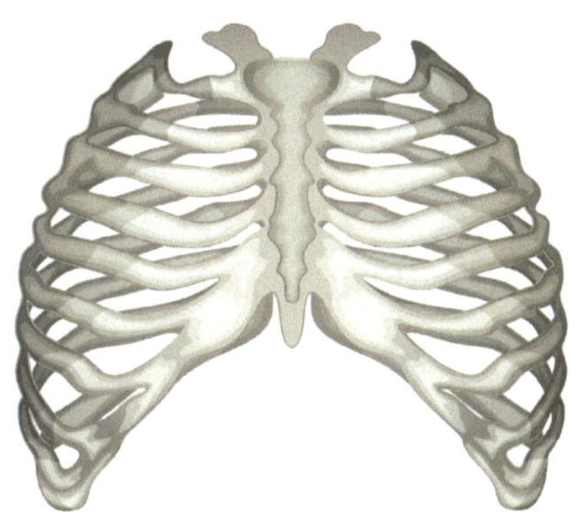
Grafik: blueringmedia

Die Brustwirbelsäule ist viel beweglicher als oft vermutet. Sie kann sich drehen, nach vorne und gut zur Seite beugen. Sie ist aber in ihrer Beweglichkeit eingeschränkt durch den Brustkorb. Damit wir uns geschmeidig bewegen können, muss unser Brustkorb weich und flexibel sein.

Die fünf Wirbel der Lendenwirbelsäule haben den größten Umfang aller Wirbel und vervollständigen den beweglichen Teil der Wirbelsäule. Die Lendenwirbelsäule kann sich gut beugen, ist aber in der Rotation eingeschränkt.

Auf die Lendenwirbel folgt das flache, dreieckige Kreuzbein, das die Rückwand unseres Beckens bildet und sich dazu leicht nach hinten wölbt, gefolgt vom spitz zulaufenden Steißbein. Beim Steißbein sind vier oder fünf Wirbel im Laufe der Evolution zu einer Einheit verschmolzen.

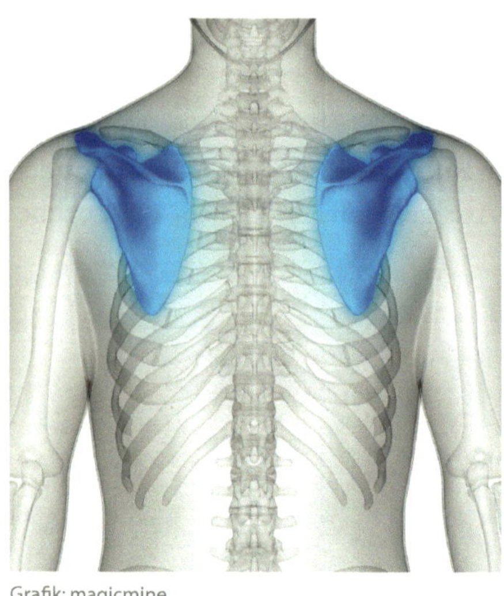

Grafik: magicmine

Der Schultergürtel besteht aus zwei Schlüsselbeinen und zwei Schulterblättern, die außerhalb des Brustkorbs dem Skelett aufliegen. Sie haben keine knöcherne Verbindung mit der Wirbelsäule und werden nur von Muskeln und Sehnen an ihrem Ort gehalten.

Der Schultergürtel trägt die Arme, die über Kugelgelenke mit ihm verbunden sind. Die ganze Konstruktion ist darauf gerichtet, den Armen eine freie und kraftvolle Beweglichkeit zu ermöglichen.

Jedes Schlüsselbein ist ein ca. 12 bis 15 cm langer, S-förmig gebogener Knochen, der gelenkig mit dem Brustbein und der knöchernen Spitze des Schulterblattes verbunden ist. Das Schlüsselbein besitzt eine wichtige Funktion für die Beweglichkeit des Schultergelenks, insbesondere für das Heben des Armes. Es federt durch die knorpeligen Gelenkverbindungen Stöße von Schultern, Armen und Händen gegen den Brustkorb ab.

Die dreieckigen Schulterblätter dienen als Ansatz vieler Muskeln und sind für die Bewegung und Aufhängung der Arme von großer Bedeutung. An ihren äußeren Ecken befinden sich schalenförmige Gelenkflächen für den Ansatz der Oberarmknochen. Für eine leichte und mühelose Bewegung brauchen wir Schulterblätter, die sich in alle Richtungen bewegen können.

Wenn wir unsere Bewegungen wahrnehmen, können wir im Laufe der Zeit die Lage der einzelnen Körperbereiche besser einschätzen und neue, geeignetere Bewegungsmöglichkeiten entdecken.

Unsere Gelenke

Beweglichkeit wird dadurch hergestellt, dass das Skelett in viele einzelne Knochen gegliedert ist, die durch Gelenke verbunden sind. Diese müssen einerseits fest miteinander verbunden sein, sich andererseits aber auch reibungslos bewegen lassen. Dafür müssen die gleitenden Teile genau aneinander angepasst sein. So passt beim Hüftgelenk der Gelenkkopf genau in die Hüftpfanne.

Eine Gelenkschmiere bewirkt, dass sich die Gelenkteile nicht ganz berühren; so gibt es keine Reibung und damit auch keine Schmerzen oder Entzündungen.

Nun kann es aber sein, dass das reibungslose Zusammenspiel von Knochen und Gelenken gestört wird, z.B. dadurch, dass sich Knochen und Gelenke bei Arthrose verändern und verschleißen, was wiederum Schmerzen hervorruft. Mit Feldenkrais können wir zwar eine Arthrose nicht wegzaubern, aber:

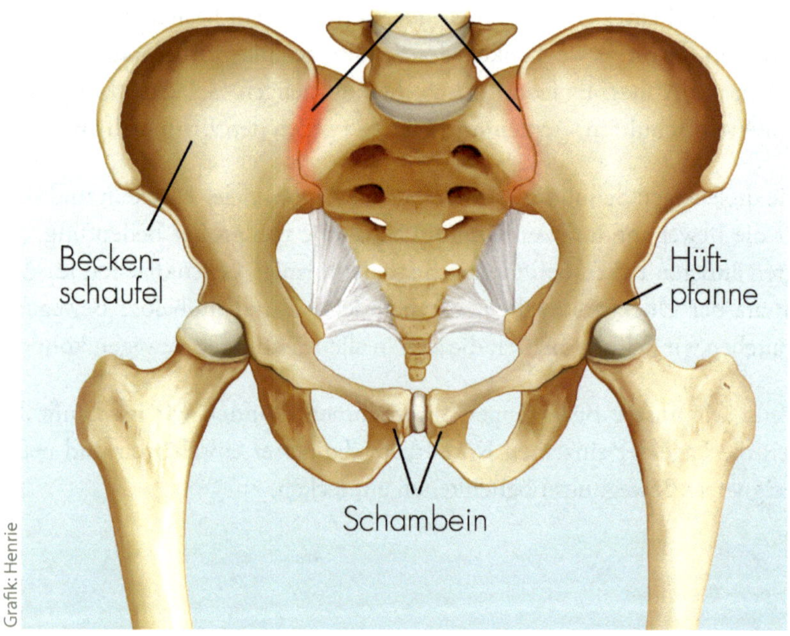

Wenn wir lernen, uns wahrzunehmen und uns bewusst werden, wie wir uns organisieren, wird der Druck auf die Gelenke schwächer werden. Dadurch werden in aller Regel auch die Schmerzen geringer.

Leichte Feldenkrais-Bewegungen sind eine Labsal für den vom Hexenschuss geplagten Menschen.

Unsere Muskeln – der Motor für Bewegung

Mehr als 400 Skelettmuskeln halten den Körper in Bewegung und Balance. Sie sind von Bindegewebe umgeben und an den Knochen unseres Skeletts befestigt. Mit ihrer Hilfe können wir stehen und gehen, heben und halten, werfen und fangen, uns beugen und strecken. Wenn wir uns mühelos und leicht bewegen wollen, müssen alle Muskeln gut zusammenarbeiten. Das heißt: Die stärksten Muskeln, die in der Beckengegend angesiedelt sind, sind für die Schwerarbeit zuständig. Wenn wir für schwere Arbeiten unsere schwächeren Muskeln einsetzen, dann ist das nicht ökonomisch. Wenn wir also eine schwere Eisentür öffnen wollen, müssen wir die Kraft aus dem Becken nehmen und nicht nur aus den Armen.

Die schwächeren Muskeln müssen die Feinarbeit leisten, also z.B. die Richtung von Bewegung bestimmen.

Die Feldenkrais-Lektionen helfen, bei den alltäglichen Bewegungen die adäquaten Muskeln einzusetzen. Gleichzeitig werden sich Schmerzen, die von Muskelspannungen herrühren, verringern.

Der Autor

Frank Höfer, Dr. jur.
Stv. Vorstand a. D., Bayerische Verwaltungsschule

Beruflich hat sich Frank Höfer immer mit Fragen des Lehrens und Lernens beschäftigt: Wie können Mitarbeitern des öffentlichen Dienstes Rechtskenntnisse lebendig und nachhaltig vermittelt werden? Bei der Suche nach pädagogischen Lösungen ist er vor mehr als dreißig Jahren auf Moshé Feldenkrais (1904-1984) gestoßen, der sich mit Fragen der Effizienz von Handeln und Lernen befasst hat. Das hat dazu geführt, sich intensiv mit dessen Lernmethode auseinander zu setzen.

Seit 2000 ist Frank Höfer zertifizierter Feldenkrais® Practitioner und gibt entsprechende Seminare:

- Bewusstheit durch Bewegung
- Gesund und fit am Arbeitsplatz mit Feldenkrais
- Entspannt und dynamisch am PC arbeiten
- Lehrtraining für Dozenten
- Gedanken sind Kräfte – mentale Stärken entwickeln
- Sprache, Stimme, Körper – Rhetorik für Dozenten

www.hoefer-seminare.de

Dank

Dr. Barbara Pieper, Feldenkrais® Practitioner und Sozialwissenschaftlerin, hat den Text mit großer Sorgfalt durchgesehen und mir sehr wertvolle Hinweise gegeben. Ich danke ihr von ganzem Herzen.

Literaturhinweise

Literaturhinweise aus den Veröffentlichungen von und über Moshé Feldenkrais:

- **Feldenkrais, Moshé** (1987): Die Entdeckung des Selbstverständlichen, Frankfurt a.M.: Suhrkamp (Taschenbuch)

- Vertiefende Aufsätze und Interviews von 1964 bis 1981 sind (mit vielen Fotos) zusammengetragen in:
  Moshé Feldenkrais (2013): Verkörperte Weisheit. Gesammelte Schriften, Hg. Elizabeth Behringer, Bern: Hans Huber/Hogrefe

- Wer sich für das Leben von Moshé Feldenkrais interessiert:
  Buckard, Christian (2015): Feldenkrais: Der Mensch hinter der Methode. Berlin Verlag

Weitere Literaturhinweise finden Sie auf der Webseite des FVD Feldenkrais-Verband Deutschland e.V.: **www.feldenkrais.de**

weitere Feldenkrais-Literatur aus dem VON LOEPER LITERATURVERLAG

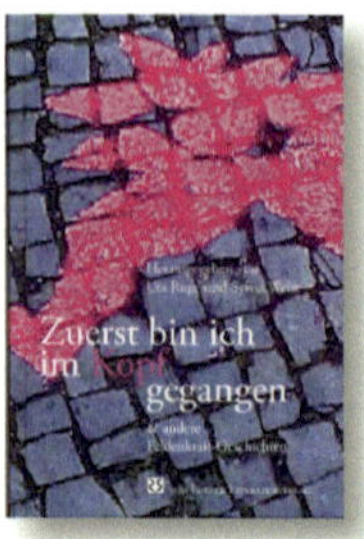

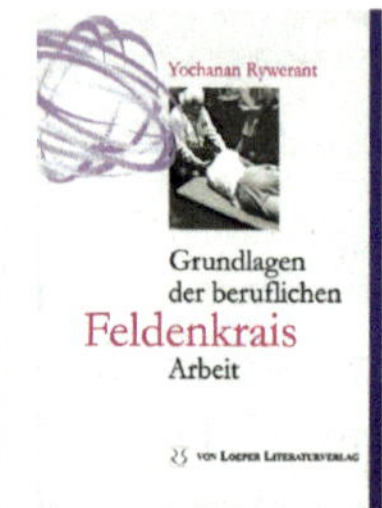

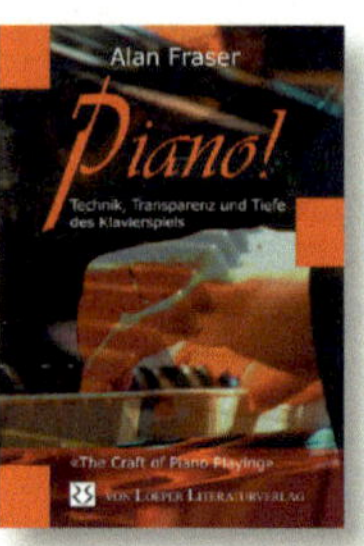

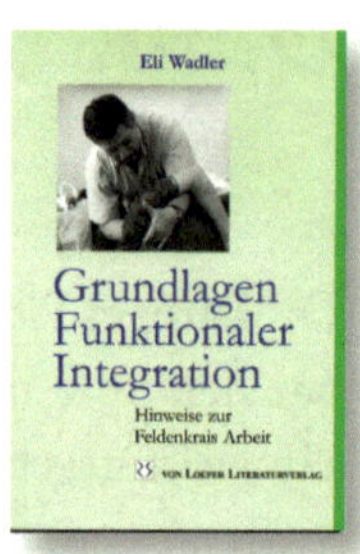

Uta Ruge / Sylvia Weise (Hg.):
Zuerst bin ich im Kopf gegangen & andere Feldenkrais-Geschichten
Der kleine William hat Angst vorm Fallen; Frau A. eine Studentin, chronische Rückenschmerzen; Paul, der als Kind an Polio erkrankt ist, will im Himalaya-Gebirge wandern. Die AutorInnen dieses Bandes – erfahrene Feldenkrais-LehrerInnen – beschreiben, wie sie in einer Serie von Einzelstunden konkret vorgehen, um positive Veränderungen zu bewirken. Im Mittelpunkt der Geschichten steht immer die einzelne Person mit ihren Problemen und Fragestellungen. 240 Seiten, gebunden.

ISBN: 978-3-86059-624-1

Yochanan Rywerant: Grundlagen der beruflichen Feldenkrais Arbeit
Mit diesem Buch liegt erstmalig eine Beschreibung der grundlegenden Konzeptionen und Prinzipien vor, mit denen sich die Feldenkrais-Methode pragmatische umsetzen lässt. Eine wichtige Grundlage für Trainer, Practitioner und alle, die einen intensiven Zugang zur Feldenkrais-Arbeit suchen. 148 Seiten, kartoniert.

ISBN: 978-3-86059-620-3

Alan Fraser: Piano! Technik, Transparenz und Tiefe des Klavierspiels
Dieses Standardwerk von Alan Fraser ist eine völlig neuartige Schule der Klaviertechnik – basierend auf der Feldenkrais-Methode. Der Autor zeigt Schritt für Schritt, wie der Pianist – ob Anfänger oder Fortgeschrittener – eine neue Leichtigkeit in seiner Technik entwickeln kann, ohne in die weit verbreiteten Bewegungsmuster zu verfallen. In einer faszinierenden Übungsreihe mit vielen Beispielen aus der Klavierliteratur kann der Leser das Erlernte umsetzen und in seine Spielpraxis integrieren. Eine echte Schule des Klavierspiels und Bereicherung für jeden Piano-Liebhaber. 506 Seiten, kartoniert.

ISBN: 978-3-86059-610-4

Eli Wadler: Grundlagen Funktionaler Integration
In diesem Buch werden die Grundlagen der Funktionalen Integration (FI) auf der Basis der bewegungstherapeutischen Ansätze von Moshe Feldenkrais vermittelt. Das Buch kann allen, die sich noch intensiver mit der Feldenkrais-Arbeit beschäftigen wollen, wertvolle Anregungen bieten und eine Erweiterung der eigenen Möglichkeiten eröffnen. 140 Seiten, kartoniert.

ISBN: 978-3-86059-621-0

VON LOEPER LITERATURVERLAG
Daimlerstr. 23, D-76185 Karlsruhe, Tel. (0721) 46 47 29 0, Fax (0721) 46 47 29 099
E-Mail: Info@vonLoeper.de, Internet: www.vonLoeper.de